Daniel Doronzo

Paleo

Daniel Doronzo

Paleo

Eine fettige Angelegenheit

Trainerverlag

Imprint

Any brand names and product names mentioned in this book are subject to trademark, brand or patent protection and are trademarks or registered trademarks of their respective holders. The use of brand names, product names, common names, trade names, product descriptions etc. even without a particular marking in this work is in no way to be construed to mean that such names may be regarded as unrestricted in respect of trademark and brand protection legislation and could thus be used by anyone.

Cover image: www.ingimage.com

Publisher:
Der Trainerverlag
is a trademark of
Dodo Books Indian Ocean Ltd., member of the OmniScriptum S.R.L Publishing group
str. A.Russo 15, of. 61, Chisinau-2068, Republic of Moldova Europe
Printed at: see last page
ISBN: 978-620-0-77012-7

Vorwort

Mit einer fettreichen Ernährung ist die Annahme verbunden man muss hierbei auf Kohlenhydrate verzichten und sie seien schlecht. So das nur Fett mit Protein die Antwort sei. In diesem Buch wird gegenüber gestellt was Paleo denn eigentlich wirklich ist.

Das Wort Diät und Paleo wird nicht selten zusammen in Kontext gebracht auch das wird in diesem Buch erläutert und sachdienlich untermauert was Paleo ohne Verzicht, bereithält. Das Paleo Bewusstsein ist nicht nur Nahrung und Ernährung, sondern der Umgang im alltäglichen Leben mit dem was uns angeboten wird. Dieser Umgang macht Paleo so einzigartig, denn es ist nicht nur eine Ernährungsform sondern eine Lebenseinstellung.

Inhaltsverzeichnis

1. Einleitung

1.1 Die Zeitreise

Die Reise geht 350.000 Jahre zurück in das Neanderthal, in dieser Epoche war der entscheidende Übergang zu den Jäger und Sammler Kulturen. Hier sind wir nun, umgeben von wilden Tieren, Höhlen und Steinzeitmenschen mit Stress und gleichzeitiger Energie. Bereit für den Kampf die Beute zu jagen um sie in die Höhle zu bringen. Es geht um den Trieb zu Überleben. Dies ist der Prozess der tief in der DNA verankert ist und bei dem ganz klar ist. Hier muss man sich fokussieren auf die Gegebenheiten die für die Steinzeit Ernährung wesentlich waren.

Denn um an Wasser, Fleisch, Fisch, Pflanzen und Beeren zu kommen. Musste man größere Strecken zurück legen, während man selbst zur Beute werden könnte. Um also zu den klassischen Lebensmittel zu kommen, die man sich nach einem gewonnen Kampf und Beutezug in die Höhle geholt hat, war es jeden Tag ein reiner Überlebenskampf.

Das Energiemanagement war darauf ausgelegt, dass der Körper unter diesen Bedingungen zu Höchstleistungen kommt und man sich immer mehr den Gegebenheiten anpasst. Gerade da, da dies ja eben der alltägliche Ablauf war, um zu überleben. Deshalb war man immer beschäftigt um an überlebenswichtige Lebensmittel zu kommen.

Etwas wie Honig war vollkommen sekundär, Nüsse waren der klassische Snack.

Man wusste es gibt langfristige Energie, bis man wieder eine größere Mahlzeit jagen musste.

Hier wird schon mal klar, dass das Umfeld und die Umstände einen starken Körper benötigt haben. Dieser Kreislauf zwischen Überlebenskampf und Nahrungssuche war schon das eigentliche Fitness Training.

Was ja eben auch der normale Alltag an eigentlicher Fitness darstellt, musste aus eigenen Reserven gestemmt werden, wenn es lange Durststrecken gab ohne Nahrung und ohne Wasser.
Es war also völlig natürlich und klar das man sich nur das holt, was auch förderlich für diesen Zustand ist.

Mehr und mehr kann der Körper dann auch in langen Phasen ohne Nahrung diese Energie halten und davon profitieren für den Alltag. Exakt das haben sich die Steinzeitmenschen zum Vorteil angeeignet und wurden immer stärker bei der Nahrungssuche. Während die Routine für lange Strecken bei den Steinzeitmenschen eingetreten ist um endlich wieder etwas jagen zu konnen, hat man auch verstanden wie wichtig Werkzeug ist. Damit die Beute letztendlich dann auch erfolgreich in die Höhle gelangt. Denn wenn das passiert ist war es ein erfolgreicher Tag. Es war also ein Antrieb der jeden Tag genau ausgelegt war, auf den bestmöglichen Erfolg für den Beutezug.

Die Menschen waren sehr geschickt im beobachten ihrer Umwelt, wie sie am besten und auf die schnellste Art und Weise ihre Malzeit hatten. Das Werkzeug wurde genau dafür gebaut um effektiv zu erlegen. Man musste also erfindungsreich sein und sich immer wieder den Gegebenheiten anpassen. Diese harten Lebensbedingungen ließen nichts anderes zu, als sich selbst alles zusammen zu suchen um zu überleben. Während man in der Gemeinschaft die Kommunikation hatte, bei der man sich mit Lauten vor gefährlichen Tieren geschützt hat, war auch die pyhsische Fähigkeit zu sprechen ausgeprägt worden. Über Gesten, Grunzlaute und Schreie miteinander. Wobei Schreie eben sehr gefährlich werden können. Wenn es ein wildes Tier hört und es so direkt zu der Höhle geführt werden kann. Also war klar auch die Höhle muss Tag und Nacht bewacht und verteidigt werden. So das man in höchster Alarmbereitschaft ist wenn ein Eindringling kommen könnte.

Oder jemand der die Beute stehlen möchte für seine Höhlengemeinschaft. Gerade wenn es eine Gemeinschaft war die viel gesammelt hat, ist dies natürlich äußerst interessant und einfach. Sich auf diese Art bedienen zu wollen. Die Rollenverteilung das Frauen nur sammeln und Männer nur jagen ist nicht geschlechtsabhängig gewesen. Sondern war ganz klar abgeleitet wer schon Erfahrung hatte und wer eben die besten Voraussetzungen mitbrachte für seine eigene Einbringung in der Gemeinschaft.
Eine Sesshaftigkeit gab es allerdings nicht, es waren Nomaden die umherzogen und so die Gebiete erfoscht haben. So entwickelte sich diese Epoche immer mehr, während das Ernährungsverhalten mit der Nahrung an sich, eingespeichert geblieben ist.

Nun geht unsere Reise zurück in die Zukunft als die ersten Ernten und der Feldanbau von Getreide begann. Es kam zu einer größeren Auswahl an Kohlenhydraten und der Verarbeitung davon. Bis nach und nach Reis, Mehl und Mais Prdoukte erstellt wurden. Von da aus war die Beschaffungsgrundlage erweitert worden. Dies hat den einschneidenden Punkt gebracht. Die Belieferung aus der Agrarwirtschaft brachte nun auch die Viehzucht auf Bauernhöfen. Bis 1845 die ersten industriellen Schlachthöfe mit Fließbandproduktion entstanden sind.
Über die Jahre verstanden die Menschen wie die Hygiene Voraussetzungen sein mussten. Das Schlacht und Viehhof eine reibungslose Lieferkette bildet, mit allen gesundheitlichen Auflagen. Die von Jahrzent zu Jahrzent immer strenger wurden und so dann auch die Lebensmittel Märkte beliefert wurden.

Zu Beginn des 21. Jahrhundert erfolgte dann ein erneuter Paradigmenwechsel im Schlachtgewerbe. Neue Märkte und Verschlankung behördlicher Aufgaben erforderten Industriebauten abseits der Städte. Die neu formulierten Hygienevorschriften konnten nur in industriellen Schlachtbetrieben umgesetzt werden. Es begann die Ära einer neuen Industrialisierung der

Fleischerzeugung. Die mit Charme gealterten Schlachthöfe des 19. Jahrhunderts wurden umgebaut in Kinos, Kulturzentren, Theater und Galerien. Im politschen Umfeld einer den Konsumkapitalismus flankierenden Gesetzgebung, hat sich das Schlachtgewerbe in Hochsicherheitsfabriken zurückgezogen und ist für Ausßenstehende nur schwer zugänglich. Das Ende der handwerklichen Schlachtbetriebe war besiegelt. Erst durch die Einführung neuer Verwaltungsvorschriften mit zielorientierten Hygienerichtlinien wurden die unzumutbaren gesetzlichen Regelungen angepasst und es ergaben sich neue Gestaltungsmöglichkeiten im Fleischerhandwerk. Damit ist es seit 2010 auch für kleine und regional tätige Betriebe wieder möglich zu schlachten.

Wir befinden uns nun in der Gegenwart bei der man in den Markt nebenan geht und sich seine Lebensmittel besorgt. Diese Umstellung ist nicht mehr wegzudenken, da sie völlig normal für uns ist. Die Beschaffungswege werden durch Mobilität wie Autos etc. noch abgekürzt oder durch Lieferdienste soll es bequem nach Haus geliefert werden. Die Comfortzone wächst und dadurch wächst stetig auch das Konsumverhalten. Sobald ein gewisses Maß überschritten ist, kommt es zwangsläufig auch zu Zivilisationskrankheiten, wie Diabetes Typ 2, Leaky Gut Syndrom oder z.B. Multiple Sklerose. Trotzdem steckt immer noch der Urzustand in uns der mit der Steinzeiternährung reaktiviert werden kann. Da Informationen in den Nahrungsmitteln, wie im Wasser abgespeichert sind. Wenn man also von Steinzeit Ernährung spricht also Paleo, dann geht es genau darum.

1.2 Umstellung oder Einstellung

In überwiegenden Arbeitsabläufen die im sitzen passieren ist es deutscher Alltag das auch zu Home Office Tätigkeiten der Alltag mit wenig Bewegung abläuft. Dies ist eine deutliche Umstellung für den Körper der eigentlich nicht darauf ausgelegt ist in so einer Position über den Tag zu bleiben. Die

Ernährungsphysiologischen Gegebenheiten richten sich ganz klar darauf aus das Kohlenhydrate grundsätzlich größer vertreten sind. Als Protein oder Fett. So stellt sich eben auch der Mensch an sich darauf ein das Fett an sich schlecht ist oder es einen sogar fett macht. Wenn dann der Ansatz kommt das Fett mehr verzehrt werden soll als Kohlenhydrat dann stellt das die Welt auf den Kopf.

Aber im Grundegenommen ist es nichts anderes als der Grundgedanke das es ohne Kohlenhydrate auch geht. Es ist also eine Einstellung zu der Ernährung an sich und nicht zu dem Ernährungsverhalten. Das kommt als sekundärer Faktor. Denn sobald die Umstellung zu dem passiert wie man eingestellt ist gegenüber Fett kommt auch viel mehr die eröffnende Vorstellungskraft. Das man sich eben nicht limitieren muss, dass es Verbote gibt oder man müsse jetzt askethisch auf Kohlenhydrate verzichten. Im Gegenteil mit flexi Carb und dem Urzustand durch Paleo sind keine Grenzen mehr gesetzt. Nur es muss eben differenziert werden wer wo steht und wer wo anfängt. Deswegen ist es faktisch ganz klar die Einstellung für die Umstellung. Danach ist es das Ernährungsverhalten bei dem man sich ungerne reinreden lassen will. Dies ist Lebensübergreifend und macht erst mal bei den meisten die Schotten dicht. Da man auf Gewohnheiten verzichten soll, dass führt ganz schnell zu der kompletten Abneigung zu dem Großen Ganzen.

Wenn man es aber ganz oder gar nicht versucht dann wird man sehr schnell merken, dass man mit Paleo auf der richtigen Seite ist. Denn der Urzustand ist nicht nur erstrebenswert sondern auch der Weg zum Champion. Mit meinen eigenen Erfahrungen mit Paleo und mit denen meiner Klienten entstehen diese Wörter. Es ist also nicht nur aus meiner Perspektive, sondern auch aus der meiner Klienten die mir ihre dirketen Rückmeldungen gegeben haben. Da ich seit 2012 Personal Trainer & Ernährungsberater bin und die verschiedensten Berufsgruppen begleitet habe sind auch die verschiedensten Persönlichkeiten dabei gewesen. Die mit Paleo ihre Ernährungsziele erreicht haben. Ich selbst ernähre mich nach Paleo seit über 10 Jahren, für mich ist Leistung und Bewegung extrem wichtig. Da ich ja selbst fit sein muss und andere Menschen fit machen soll und das täglich.

Während ich selbst auch meine eigenen Körperziele erreiche. Zu diesem beruflichen Alltag und diesem Lifestyle ist Paleo einer der entscheidenden Hebel gewesen für diese effiziente Energie, täglich. Gerade da es eben auch noch darum geht die tägliche Fitness zu haben. Die Bewegung beizubehalten sich die Nahrung nach dem Steinzeitprinzip zu holen. Nur eben als Mensch im Jahr 2021. Für mich ist das völlig normal geworden neben der Industrialisierung. Es kann also völlig störungsfrei beides nebeneinander funktionieren. Nach dem die Routine wie bei allem gekommen ist geht es einfach von der Hand. Nach dem Paleo Prinzip sich nicht nur zu ernähren sondern auch so zu leben. Es wird dann Stück für Stück ein Lifestyle von dem ich nicht nur fest überzeugt bin. Sondern auch alle anderen Ernährungsformen probiert habe und genauestens kenne. Aber keine ist so komplett wie Paleo. Ich persönlich erweitere es zu gewissen Phasen mit flexi Carb. Gerade dann wenn ich eine Transformation vor mir habe. Aber meine Körperfabrik hat eben schon arbeitende Ketonkörper. Auf die ich im Laufe des Buches noch eingehen werde. Für mich war die anfängliche Umstellung komplett ohne Probleme. Es ist eher etwas gewesen bei dem man auf der Suche war und nicht wusste auf was man auf der Suche war und dann hat es den Aha Effekt geben. Dann hat alles zusammen den Sinn ergeben den ich als Sportler immer haben wollte.

Gerade da ich seit 2001 Kraftsport betreibe und vor Paleo nie die Komplettierung hatte in Bezug auf alle 3 Makronährstoffe. Gerade da High Carb Phasen im Kraftsport bei Massephasen sehr present sind kann das sehr extrem werden. Wenn man den Kalorienüberschuss benötigt um neue Masse aufzubauen. Während bei Definitionsphasen Low Carb und Kaloriendefizit da ist. Hat für beide Phasen Paleo die Lücken geschlossen. Dies geht aber auch für jemanden der einen ganz normalen Alltag ohne extreme Phasen dieser Art hat. Es ist auch geeignet für den Ausdauersportler der sehr auszehrende Phasen hat. Damit eben nicht der Kräfteverfall einsetzt schließt auch hier Paleo die Lücke. Auf diese gesamten Szenarien gehe ich im Buch genauer ein und werde verdeutlichen was Paleo alles bereithält

2. Steinzeiternährung im 21. Jahrhundert

2.1 Paleo Lebensmittel

Was kommt auf den Tisch? Grundsätzlich ist die Paleo Ernährungspyramide sehr simpel gehalten und genau so soll auch die Ernährungsform an sich behandelt werden. Die Pyramide ist aufgebaut das Fette wie Kokosöl, Avocado und Olivenöl als erstes kommen, genau so wie Gemüse, Fleisch, Fisch und Eier. Danach kommt Obst gefolgt von Nüssen, Samen und ganz am Ende Honig. Dies stellt aber logischerweise nur das Grundgerüst da um das eigentliche Verständnis zu erhalten. Die Frage welche Lebensmittel sind eigentlich Paleo? Ist immer vertreten. Denn genau das ist die allererste Frage wenn man sich für Paleo entscheidet.

Wenn es also um Obst geht, dann sollte der Konsum von den süßen Obstsorten begrenzt werden. Aufgrund des enthaltenen Zuckers wie Saccharose, Glucose und Fructose. Ich betone hier, es soll nicht verschwinden aber am Anfang begrenzt werden. Damit jemand der abnehmen möchte seine glykamische Last nicht in die Höhe treibt und den Blutzuckerspiegel der schon lange gelitten hat in das Gleichgewicht bekommt. Das aber nur am Rande. Tierische Lebensmittel sind ein wichtiger Bestandteil. Da sie die höchsten biologischen Wertigkeiten enthalten und großartige Quellen sind für Vitamine, Mineralien, Protein und Fette.

Gemüse ist immer mit vertreten, gerade dieshingehend da Verdauungsenzyme benötigt werden für einen gesunden Verdauungsstoffwechsel und einen ausgeglichenen Säure- Basen Haushalt. Ich verzichte hier ganz bewusst alle Lebensmittel aufzulisten, denn der eigentliche Sinn der Paleo Lebensmittel ist das Bewusstsein zu entwickeln für den Urzustand. Dafür wird auf Nachhaltigkeit und langfristige Gesundheit gesetzt. Damit auch Getreide und Milchprodukte keine limitierenden Faktoren darstellen werden. Diese können hinzukommen wenn man Paleo verinnerlicht hat und seinen Stoffwechsel danach trainiert hat.

So das die Energiebereitstellung funktioniert das keine Unterversorgung gegeben ist. Das man schlank, fit und gesund ist. Wenn man seine Intuition und sein Körperbewusstsein dafür so verstanden hat. Das man sich auch innerlich so fühlt, dann hat man langfristig einen gesunden Körper der es einem dankt so das Pasta oder Pizza auch immer willkommen sein können. Denn an dem Punkt wird man eh immer wieder gleich weiter machen wollen mit dem worauf man sich trainiert hat. Dies versteht der innere Doktor, unser zweites Gehirn. Das den Darm darstellt. Denn unser Darm hat ein eigenes Nervensystem das verbunden ist mit dem zentralen Nervensystem. Bedeutet diese Verbindung spricht zu einem und macht klar, dass gewusst ist, die Pizza war eine Ausnahme.

Diese tiefe innere Verbindung stellt die Sicherheit da, dass es nicht nur um Belohnung geht sondern eben das Bewusstsein. Das man bewusst weiß was man macht. Sobald dieser intrinsische Faktor verinnerlicht ist, wird man intuitiv eh immer die Lebensmittel wählen die einen in den Zustand gebracht haben. Wenn das passiert ist dann ist es nicht nur frei sondern macht Freude. Denn der psychische Aspekt ist noch viel wichtiger als der physische Aspekt. Natürlich ist hier klar das dies den ganzen Prozess noch mal positiv verstärkt und man mental auch viel stärker geworden ist. Allein durch Ernährung. Genau das manifestiert sich dann im ganzen Alltag bis hin zum Sport oder allgemeinen Zeiten in denen größere Leistungen gefragt sind.

Leistungsdruck ist immer vertreten und in diesem Zustand kann man viel besser damit umgehen, es geht soweit das man sogar noch besser funktioniert. Dies ist der Wunschzustand für die meisten, aber dies ist an dem Zustand kein Wunsch mehr. Sondern ist eben evolutionär wie in der Steinzeit. Das man noch leistungsfähiger wird wenn Leistungsdruck kommt oder Stress ansteht. Der Adrenalin Spiegel ist an dem Punkt im Gleichgewicht und harmoniert mit Regeneration. Ab jetzt verstoffwechselt man auch noch besser die Paleo Lebensmittel. Die Körperfabrik ist voll am laufen und die Reserven sind immer da und können viel leichter als Speicher aufrecht gelassen werden. Wenn jetzt Obst oder eben kurzkettige Kohlenhydrate an sich konsumiert werden, hat dies den Effekt das es als Glykogen eingespeichert wird. Sowie Glucose für das Hirn nicht zwangläufig durch Kohlenhydrate kommen muss. Die Auswahl von Lebensmitteln in der heutigen Zeit ist riesig. Dementsprechend ist es heutzutage so das wenn es schnell gehen soll, auch etwas gekauft wird das schnell zubereitet wird. Wenn es noch schneller gehen soll. Dann kommt Fast Food in Frage. Dieses gesamte Zeit Szenario ist extrem ungünstig für die Verstoffwechselung von Glucose. Gerade wenn dann noch was kohlendratlastiges gegessen wird.

Durch das riesige Sortiment an Lebensmittel kommt oft die Verunsicherung, was kann man den jetzt noch essen und was nicht. Deshalb ist die Paleo Pyramide so simpel gehalten. Damit von Anfang die Weiche gestellt ist sich auf das Wesentliche zu konzentrieren und dies auch beizubehalten. Das ist am Anfang vielleicht ein Gefühl von Verbot oder Limiterung. Aber im Grundegenommen ist es isoliert von den Lebensmittel die relevant sind. So das etwas komplexes trotzdem simpel bleibt. Während jeder Makronährstoff vertreten bleibt. Wenn man dann aber ein bisschen kreativ ist, kommt eine große Auswahl an Paleo Rezepten zustande, die dann wieder ganz leicht in den Alltag zu integrieren sind. Wenn man wirklich nicht am Anfang weiß welche Rezepte es sein sollen. Gibt es online genügend Paleo Rezepte zum nachmachen. Auch zum backen hält Paleo einiges bereit mit Mehl Aternativen. Wie Kokosmehl und Mandelmehl. Von da aus können Brote, Kuchen, Kekse etc. gebacken werden.

Über die Jahre kann man sich hier eine große Rezeptauswahl erstellen, die immer wieder abgewandelt oder erweitert werden können. Was von Anfang an etwas eingrenzend war ist nun eine große Auswahl an verschiedenen Paleo Lebensmitteln geworden. Mit dem Bewusstsein man weiß was man macht und wofür es gut ist. Sobald man sich selbst überzeugt hat weiß man immer wieder welche Mahlzeit oder Snack gerade passt. Während der Körper es einem jedes mal dankt und immer wieder noch mehr den Urzustand erreicht. Autoimmunerkrankungen gehören dann der Vergangenheit an und sind nicht mehr present. Dieses Benefit ist für unser höchstes Gut die Gesundheit tatsächlich durch Ernährung möglich.

Soziale Verträglichkeit ist ein weiterer wesentlicher Faktor wenn es um die Ernährungsform geht die zum Leben gehört. Gerade dieshingehend das andere es nicht aufgezwungen bekommen sollen, was man selbst macht. Sondern einfach selbst sich überzeugen sollen was es auf sich hat und auf der anderen Seite man niemandem vorschreibt was er essen soll und was nicht. Oder wie das Ernährungsverhalten an sich ist, denn das weiß der Mensch ja schon. Das das nicht gut ist was er macht das will er dann nicht noch mal hören oder belehrt bekommen. Hier gilt Ratschläge sind auch Schläge. Eine großartige Möglichkeit ist das jemand einfach mal zusehen soll, wie man gerade isst und wie die Stimmung dabei ist. Das Gespräch darüber bringt schon einiges wenn man jemanden in seinem Kreis auch davon üerbezugen möchte. Wovon man überzeugt ist und woran man glaubt.

Das macht es um so schöner das es dann Gleichgesinnte gibt die dann daraus inspiriert wurden. Ich empehle niemandem seine Überzeugung zwangsmäßig weiterzugeben. Egal wie überzeugt man davon ist und wie sehr man den anderen das auch bringen will. Das kann ganz schnell im Gegenteil enden bei dem der Gegenüber sich bevormundet fühlt. Von da aus kann es nur schlechter werden und das soll ja nicht erreicht werden. Wenn man seine Erfolge auch für jemanden anderen will.

2.2 Mangel an Kohlenhydraten

Das Stichwort hierfür ist, lebensnotwendig? Ganz klar ist die Antwort, nein. Kohlenhydrate sind nicht lebensnotwendig. Im Gegenteil, eine kohlenhydrat dominierende Ernährung ist ungesund. Gerade dann wenn es ein Haupt Energiegeber werden. Denn man kann ohne Kohlenhydrate lben was immer zu dem Missverständnis führt das Paleo eine Diät sei. Es geht um den Ansatz das primär Fett als Haupt Energiegeber genommen wird und sekundär Kohlenhydrate hinzugefügt werden. Während Protein immer vertreten ist. Hier kommt dann eben der Mangel an Kohlenhydraten, was aber nichts anderes ist das man herunterfährt was zu lange zu viel konsumiert wurde. Es dauert ca. 2-4 Tage bis man sich darauf eingestellt hat.

In diesen Tagen benötigt es natürlich viel Disziplin einen konstant gleichmäßigen Blutzuckerspiegel zu halten ohne das Glucose durch Kohlenhydrate in das Gehirn kommen soll. Hier zeigt sich eben ganz klar wer es wirklich vor hat zu schaffen oder wer eben es nur halbherzig vor hat. Die ersten Erfolge kann man verzeichnen wenn bereits Energie aus den Fettdepots gezogen wird. Ab hier wird bereits in den Zustand der Ketose geschalten. Dies ist der Zustand bei dem Energie bereit gestellt wird in Hungerzeiten. Also wie damals vor 350.000 Jahren, wo unsere Zeitreise begann. Was hier in Theorie beschrieben ist, ist in der Praxis bei jedem möglich. Diesen Zustand zu erlangen benötigt in allererste Linie das Wissen das es die erste Zeit um

Reduktion geht. Das ist also eine mentale Einstellung. Der Körper folgt dann dieser Einstellung.

Es ist der Reset sich zu lösen von dem man bis her angenommen hat, dass braucht man immer oder das muss immer da sein. Dies ist natürlich eine große Hürde und schließt mit ein auf Gewohnheiten und Muster zu verzichten. Hier lohnt es sich einen Berater an die Seite zu holen der einen dabei unterstützt und gerade in der Anfangszeit eine klar Richtlinine gibt. So das man weiß man ist auf Kurs. Nur dann ist es wirklich motivierend, denn ohne so einem Plan ist es vorprogrammiert. Das man sich schnell im Kreis drehen wird und dadurch gibt entweder auf oder sucht die Schuld bei sich das man das nicht kann. Aber es handelt sich eben nur um einen kleinen Anstoß für die Umsetzung in der Praxis der langfristig immer wieder in Erinnerung gerufen wird. Bis auch das Neue Routine geworden ist. Obwohl es eben nicht das Neue ist, sondern eben genau das was eh tief in der DNA gespeichert ist. Es handelt sich also um den Memory Effect. Bei dem die Zellen wieder sich erinnern und dadurch eine kleine Erweckung zustande kommt.

Wie es danach weiter geht hilft in den meißten Fällen auch für den Life Change, aber ich betone hier. Das dies unbedingt mit jemanden passieren soll dem man vertraut und der wirklich einen da abholt wo man gerade steht im Leben. Denn es soll ja nicht im Gegenteil enden das man dann frustriert ist das nichts mehr klappt und man dann auch die Ernährungsänderungen wieder wegwirft und wieder bei 0 anfangen soll. Denn hier ist vollkommen klar das man zu seinen alten Mustern zurückkehrt und wieder so weiter macht wie es vor der Änderung war. Das ist nicht nur Zeitverschwendung sondern auch Energieverschwendung, wenn dies soweit gekommen ist. Kommt der Effekt das es sogar noch schlimmer war als es davor war. Da man sich Vorwürfe, so kommt es dann das man langfristig in die Zukunft gar nichts mehr von solchen Änderungen wissen will. Das soll eben ausgeschlossen werden.

Es ist im Grundegenommen der Aspekt. Das eine Mangelerscheinung schlecht sein muss. Dies verbindet man automatisch mit dem Mangel an Kohlenhydraten. Die Suche nach der Antwort muss sein. Was es mit einem Mangel an Fett auf sich hat. Sobald diese Frage beantwortet ist versteht man wie Fettsäuren Energiegeber werden. Ich verzichte hier bewusst auf die Unterteilung von ungesättigten und gesättigten Fettsäuren. Denn es ist die Kombination von viel Kohlenhydraten und Fett die es dann zu einem Cholesterin Problem bringen. Denn die Zirkulation des Blutes ist viel schwerer für den Körper, was den Abtransport von Abfallprodukten erschwert und nicht günstig für den Nährstoff Transport ist. Ein Praxis Beispiel für eine ganz ungünstige Kombination sind viel Kartoffeln mit viel fettigem Fleisch und Soße. Dies erzeugt die glykämische Last die es dem Körper schwerer macht mehrere Mahlzeiten die über den Tag kommen zu verstoffwechseln. Wenn dann auch diese Mahlzeiten wieder mit Kohlenhydraten sind. Steigert sich die glykämische Last. Wie es der Name sagt, wird es dann eine Last. Die muss der Körper mit sich herschleppen. Wie bei allem ist das an einem Tag nicht von großer Tragweite. Aber es ist ja eben nicht nur ein Tag. Sondern regelmäßig, da Kohlenhydrate als die klassiche Haupt Energiequelle gilt. Wer sich einigermaßen mit dem glykämischen Index befasst der kennt die Formel für die glykamische Last. Die eben noch viel mehr Aussaugekraft hat als die Daten aus dem glykämischen Index pro Lebensmittel. Dies ist aber nur eins von vielen wie man faktisch messbar darstellt wie der Körper zu kampfen hat mit dem was ihm gegeben wird. In Bezug auf Kohlenhydrat dominierte Ernährung. Aber die glykämische Last ist eben die Warheit die durch rechnen pro Tag es klar auf den Punkt bringt, was man konsumiert hat. Als Leser dieser Zeilen können Sie ja mal ihren letzten Tag errechnen und das dann langfristig vergleichen wie es davor so war. Wenn das Ergebnis über 20 ist, dann ist es zu hoch. Wenn es bis 10 ist dann haben sie eine niederige Last. Die Formel kann ganz schnell bei Google erfahren werden.

Wer es dann wirklich ganz genau nehmen möchte, dem empfehle ich eine Tabelle anzulegen. Um pro Tag die Vergleichswerte zu haben mit dem jeweiligen Gemütszustand. Gerade dann wenn die Last sich über den Tag erhöht hat oder sie eben niedriger wurde. Hier zu empfiehlt es sich ein Taschenbuch zu haben über den glykämischen Index. So kann ganz schnell das Lebensmittel herausgefiltert werden das man in Kombination mit anderen Lebensmitteln zu sich genommen hat. Daraus hat man immer parat welcher Wert in die Tabelle geschrieben wird. Mit der Zeit wird es wie bei allem und ist Routine daraus versteht den Hergang ganz intuitiv wie die glykämische Last zustande kommt und wie sich diese Last bemerkbar macht. Die man davor noch gar nich bemerkt hat oder als Last empfunden hat. Aber daraus wird erst abgeleitet was Mangel und Kohlenhydrate miteinander im Organismus bedeutet. Nämlich das es schon lange so ist das man hinzugibt was eigentlich abgezogen werden soll.

2.3 Das Cholesterin Missverständnis

Das Vollei ist hier gleich prägend, denn ist an sich reich an Protein und vielen Micronährstoffen, aber im Eigelb ist eben auch Cholesterin. Wenn man das in den Zusammenhang setzt, dass dieses viele Choelsterin einen negativen Einfluss auf den körpereigenen Cheolsterinspiegel hat. Dann gibt man die Schuld dem Ei und nicht dem bereits kranken Menschen das durch seine Laster kam. Selbst hier bei einem bereits kranken Menschen ist nicht das Cholesterin im Eigelb schädlich sondern wie man es weiter kombiniert. Wenn dann noch das Marmeladenbrot in der Früh gegessen wird ist der Overload an Kohlenhydraten plus Fett wieder in der ungünstigen Kombination auf dem Frühstückstisch. Das geht dann über zu der erwähnten glykämischen Last. Aber was an sich bedeutet Cholesterin für den körpereigenen Cholesterin Spiegel. Es ist wesentlich für die Bildung von Testosteron beim Mann und Hormonen an sich für den Menschen. Gerade für die Zellwände ist dieser

Baustein von großer Bedeutung. Was der Stabilität für eine Zelle dient. Was dann in den Lipidstoffwechsel übergeht, also in den Fettsoffwechsel. Genau hier hat Cholesterin und die Fettsäuren eben die wichtige Bedeutung.

Denn die Verwertung von Fetten ist nicht gleich die Verwertung von Fettsäuren. Dies ist eben das Missverständnis. So als wäre das an sich schon mal das Gleiche. Aber das ist es eben nicht, denn es geht hier um die Zerlegung von Nahrungsfetten, dass ist für den Körper reine Energiegewinnung. Hier wird klar warum Kohlenhydrate sekundär sind. Nun zu den Fettsäuren, die Fettsäure ist in allererster Linie eine organische Säure die in der Natur von tierischem und pflanzlichem Fett und Öl vorkommt. Da sie da vorkommen, werden Sie zu den Lipiden gezählt. Entweder ist die Fettsäure gesättigt oder ungesättigt. Die Transfettsäuren sind eben nicht organisch sondern in den industriell verarbeiteten Lebensmitteln wie Backwaren, Fertiggerichten, Süßwaren und Snacks. Deshalb sind sie davor künstlich gehärtet was der Grund für die Erhöhung für das LDL Cholesterin im Blut ist. Deshalb sind sind sie nicht Paleo.

Die Mitochondrien sind unsere Kraftwerke in einer Zelle, denn in ihnen wird die Energie aus den verstoffwechselten Fettsäuren gespeichert. Dies dient dem Prozess wenn man schnell explosive Energie Freisetzung für eine Aktion benötigt. In der Steinzeit ist das entscheidend über leben oder tot gewesen. Wenn nun der Lipidstoffwechsel nach dem Urprinzip funktioniert, hat man die günstige Stoffwechsel Ausgangslage das L-Carnitin beim Energiestoffwechsel bindet und gleichzeitig ATP ständig verfügbar ist. Für Kraft intensive Aktionen. Die Rechnung ist einfach, man wird schlank und muskulös zugleich. Während man immer genug Energie im Tank hat, für Kraftanstrengung auch in Hungerphasen.

Das schließt auch gleich ganz einfach zusammen das die Ketose vertreten ist und die Ketonkörper bereits fleißig arbeiten. Also unsere Fabrikarbeiter die uns Energie bereitstellen, für unser Hirn und unsere Muskeln. Während wir auch lange Hungerphasen mühelos überstehen und Höchsleistungen bringen. Exakt hier ist der Cholsterinspiegel so im Takt das es nicht mehr zwingend um schlechte oder gute Fette geht. Aber ich betone, erst dann. Während das Bewusstsein schon geschaffen wurde das man eher zu Omega 3 Fettsäuren greift als zu Omega 6 Fettsäuren. Das ist dann schon ein eingefleischter Prozess. Dass auch mal was frtiertes ohne Kohlenhydrate keinen Schaden anrichtet sondern günstig verstoffwechselt wird. Natürlich wird zum frittieren Kokosfett benutzt.

Calamari z.B. eignen sich wenn man mal fritieren möchte. Aber das sollte natürlich nicht die Norm darstellen, sondern einfach die Vielfalt ermöglichen. Das man sich nicht eingrenzen muss aber man auch die Richtlinien einhält. Denn wenn bereits die Ketonkörper fleißig für einen arbeiten dann ist die Hochleistungsfabrik genau auf diese Richtlinien ausgelegt und auf die Vielfalt. Es funktioniert dann alles zusammen und in sich wie ein geschlossenes System. Während man muskulös und schlank gleichzeitig bleibt. Der Fettstoffwechsel ist dann im Gleichgewicht das man nicht zu mager wird, dies merk man physisch wie großartig aufeinmal das gesamte Körperhaus funktioniert und die Bewegung über den Tag auch viel leichter von der Hand geht. Gerade da glykämische Lasten nie wieder ein Problem darstellen und an dem Punkt eh nicht vorhanden sind. Man muss sich dann keine Sorgen mehr machen war das jetzt zu viel an Kohlenhydraten.

Denn genau das ist ja immer die Überlegung, gerade nach 18 Uhr. Ob man jetzt noch Kohlenhydrate essen darf oder nicht. So lange genug Butter auf dem Brötchen ist und es den Löwenanteil darstellt kan man nichts verkehrt machen. Man entwickelt das Gefühl das eben mehr Oliven bei der Brotzeit dabei sind als Brot. Oder das mehr Fleisch und Gemüse dabei ist als Kartoffeln. Ein Snack wie Cashewnüsse sind immer eine großartige Wahl wenn es was zwischendrin geben soll. Der Cholesterinspiegel bleibt auf dem Niveau wie man ihn mit Paleo eingestellt hat. Bedeutet man treibt nicht durch noch mehr Fett das LDL in die

Höhe. Gerade die Annahme man hat schlechte Cholsterinwerte kommen von Kohlenhydrat dominierter Kost in Verbindung mit Fetten. Wenn diese dann auch noch mit Transfettsäuren gefüllt sind, dann ist auch hier Fett ungünstig. Aber eben nur in dieser Kombination. Es ist dieses Gefühl man hätte zu hohen Blutdruck und der hohen Kohlenhydrat dominierten Kost zugeordnet stimmt dies auch. Das es dann ungesund ist mit hohen Blutdruck. Aber es ist halt einfach klar wenn das Herz pumpt dann ist das mit Blutdruck verbunden und das ist nichts verkehrtes. Sondern gehört so. Es kommt nur auf die Zirkulation an und da das Gehirn am besten mit Blut versorgt werden soll, geht vom Herz 13 bis 15% an das Gehirn. Da die Masse des Gehirns aus 80% Wasser besteht, ist es eben so wichtig das es immer reguliert wird. Deshalb ist Paleo so günstig für diese Regulation. Es ist wie ein Öl Wechsel beim Auto. Sobald dieser Öl Wechsel passiert ist, hat man ein gutes Gefühl mit seinem Auto. Genau so ist es mit dem Fett als primärer Energigeber. Das ist der Ölwechsel im Körper. Denn keiner möchte Sauerstoffmangel und zu dickes Blut das sich schwer tut beim zirkulieren. Jeder will das genau dieses System funktioniert. Nur dafür muss man eben auch was tuen. Der Körper versteht sehr schnell was man vor hat und begünstigt das mit dem was er zur Verfügung stellt. So das es hand in hand klappt. Hier kommt es dann auch zu mehr Selbstliebe zu seinem Körper, was einem wiederum der Darm unser zweites Hirn danken wird. Dies hat wesentliche Einflüsse auf die Emotionswelt. Gerade bei weiblichen Klienten haben ich es groß erlebt. Das emotionales Essen ein großes Problem darstellt. Natürlich wissen sie das selbst und ist auch ein Belohnungsfaktor. Aber mit schlechtem Gewissen gekoppelt. Wenn das abgelöst wird durch diesen beschriebenen Prozess dann ist die Schokolade am Abend ein ganz anderes Genussmittel geworden, gerade dieshingehend das man nicht seinen Frust ersticken will. Sondern das es zu der Paleo Ernährung beiträgt.

Man wird dann sein eigener innerer Doktor der mit seinem Bauchgefühl und dem Paleo Bewusstsein sich nur noch gut behandeln will. Wenn das ganz am

Ende eingesetzt hat dann ist dem Erfolg keine Grenze gesetzt. Denn dann wird es ein Lifestyle und ist ein fester Bestandteil der nicht mehr weg zu denken ist. Mit dem Paleo Bewusstsein hat man nicht nur den entscheidenden Vorteil sondern will dies nicht mehr missen. Das zeichnet sich an hand auf Stimmungsaufhellung ab, bishin zu mehr Vitalität im gesamten Leben und der Grundlage das man weiß das der Körper genau darauf ausgelegt ist und schon immer war. Jeder meiner Klienten hat am Ende mit Paleo den Erfolg bekommen den er wollte. Eine Erfolgsgarantie kann nur dann garantiert werden, wenn Disziplin mit dabei ist und man den Leitfaden von jemanden einhält der schon selbst dieses Prinzip kennt und damit eben als Berater tätig ist. Gerade da ich selbst schon es als meinen Lifestyle integriert habe kommt noch die Komponente dazu das ich privat das lebe was ich beruflich weitergebe. Das ist nicht nur mein Beruf sondern meine Berufung und meine Leidenschaft. Deshalb verkaufe ich nur das von dem ich wirklich überzeugt bin. Das Ganze hier als Buch noch zu verfassen, soll die Inspiration meiner Leidenschaft für andere sein. Gerade als Sportler ist Essen und Ernährung an sich für mich sehr wichtig und ist auch eine große Leidenschaft an sich von mir.

Wie ich bereits schon mitgeteilt habe erweitere ich Paleo mit flexi Carb nach Dr. Nicolai Worm der ein Ernährungswissenschaftler aus München ist. Für mich persönlich macht flexi Carb deshalb Sinn das ich zu Zyklen wie in der Massephase im Kraftsport mehr Kohlenhydrate benötige. Für mehr Benzin im Tank und da ist flexi Carb die perfekte Erweiterung zu Paleo. Gerade wenn Massephasen sehr oft gemacht werden, können Kohlenhydrate an sich einem zum Verhängnis werden, selbst hier ist es möglich auch krank zu werden. Obwohl man ja Sportler ist. Dies habe ich bei ganz vielen Kollegen beobachtet. Das eingestehen kommt hier gar nicht in Frage. Da es ja hilft beim Muskelaufbau. Aber die Langzeitfolgen werden komplett verdrängt. Dabei ist es mit Phasen wie einer Massephase und flexi Carb so simpel und gesund gehalten.

Während man trotzdem seine Erfolge erzielt. Gerade dieshingehend da der Körper ja komplett im Paleo Modus läuft und immer genügend Energie bereit hält. Die zum Beispiel beim Bankdrücken für explosive Energie bereitgestellt wird. Deshalb ist die Paleo mit Flexi Carb jedem Kraftsportler zu empfehlen. Das Körpereigene Hormon Insulin ist eins der anabolsten Hormone aber auch ein Dickmacher. Dies gegenüberstellend macht sofort klar wie genau man bescheid wissen muss, wenn man sein körpereigenes Insulin auf natürlichen Wege nutzen will. Um mehr Erfolg beim Kraftsport zu haben.

Das Insulin von der Bauchspeicheldrüse produziert wird um Blutzuckerausgleichend zu wirken hat den ganz eigentlichen Grund warum es der Körper bereitstellt. Das ist der Ursprung. Wenn man aber tiefer in die Materie vordringt. Versteht man das viel mehr dahinter steckt, als nur Ausgleich von Blutzucker. Die Faktoren wie Uhrzeit, der Hormonhaushalt als Ganzes, Alter und Grad des Fitnesslevel sind nur einige mitwirkende Komponenten neben Ernährung & Stresslevel.

Da Cortisol das Stresshormon ist, dass im höchsten Grade katabol wirkt und Östrogen mit sich bringt. Ist es auch gleichzeitig das Hormon das in der heutigen Zeit einen Großteil der Zivilisation wesentlich beeinflusst. Von hier aus wird der emotionale Zustand klar geprägt, bei dem die Ernährung als kurzfristiger Stimmungsaufheller genommen wird. Auch emotionales Essen genannt,dies führt ganz schnell in die Abwärtsspirale, die immer wieder zu vorprogrammierten schlechtem Gewissen führt. Da Kraftsportler Insulin durch die Ernährung zum Vorteil machen wollen, damit die Nährstoffe noch besser transportiert werden und damit es zeitgliech noch anaboler wirkt. Also den Muskelaufbau fördert. Muss gegeben sein das es kein emotionales Essen ist sonst setzt genau das Gegenteil ein und Cortisol wird mehr ausgeschütte. Daraus wird man dan zwangsläufig eben dick.

Im Bodybuilding ist natürlich auch noch zuätzlich Doping vertreten. Hierzu nimmt man Insulin in Kombination mit Wachstumshormon zusätzlich noch als externe Zuführung, alsovon außen. Zu dem noch was man mit Insulin aus der Nahrung schon vor hat. Dies ist ganz klar ein Spiel mit dem Tod und niemals vertretbar. Jeder muss für sich selbst wissen ob er das in Kauf nehmen möchte. Neben diesen ganzen aufgezeigten Gefahren. Bleibt die Ernährung an sich.

Wer nun an sich sehr Kohlenhydrat dominiert isst, der muss sich ganz klar darüber sein. Das Kohlenhydrate Zucker sind, von Einfachzucker bis Mehrfachzucker. Es ist also nicht mit der Frage getan, was sind gute Kohlenhydrate. Der Ansaetzt - Wie kann man sich mit Kohlenhydraten ernähren, dass es nicht schädlich wird führt einen zu dem ersten Schritt. Wirklich erstmal anzuerkennen das man Protein und Fett unter Kohlenhydraten ansiedelt.

Jemand der aber jetzt wirklich schon das gesamte Ernährungsmanagement verstanden hat und Kohlenhydrate als natürlichen Insulinbooster nehmen will. Der hat es mit einem Muskelmacher zu tuen. Denn Insulin wirkt im höchsten Maße anabol. Zur richtigen Uhrzeit mit der richtigen Hormonbalance, bringt es die Schleuse der Nährstoffe genau dahin wo man es hin haben will. Namlich zu den Muskeln. Es ist das Transportmittel für alle wesentlichen und wichtigen Mikronährstoffe, die der Körper benötigt um Muskelmasse aufzubauen. Dies setzt natürlich voraus man befindet sich schon in einem anabolen Zustand. Damit dies gegeben ist. Ist neben hartem Training ein entspanntes Leben und der richtige Lifestyle dafür die Voraussetzung.

Der Körper befindet sich in dem Zustand von dauerhafter Balance von Regeneration und Aktion. Diese Stimmung die dabei entsteht ist an sich schon der Grund, warum die Nahrung anders verstoffwechselt wird. Als bei normaler Nahrungsaufnahme oder bei emotionalem Essen. Erst dann und auch wirklich erst dann. Hat man einen gesamten Zustand dieser Art erschaffen um selbst an seinem eigenen Körper verstehen zu können, warum man direkt in der Früh z.B. mit einem Marmeladen Brot das erwirkt was man will, mit dem Ausstoß von Insulin.

2.4 Hungerphasen & Intuition

Der Großteil der Ernährung setzt sich aus Zeit und Hunger zusammen. Das ist an sich schon ein eingespeichertes Muster. Bedeutet der Körper weiß es ist 8 Uhr, jetzt gibt es Frühstück und genau danach verhält man sich dann auch. Das wird die Zeitspirale die man dann immer wiederholt. Das hat dann nur noch wenig mit Genuss zu tuen oder mit bewusstem Essen. Man isst dann weil man muss. Da der Mensch dem inneren und täglichen Energiekreislauf unterliegt arbeiten verschiedene Organe zu bestimmten Uhrzeiten am meißten. Dies ist wie unserer inner Kompass also die innere Uhr. Bedeutet wenn man sich mehr nach diesem inneren System auf Ernährung an sich konzentriert. Dann kommt die Intuition hinzu bei der es um Verlass geht. Denn genau das wurde verlernt, sich auf die Intuition zu verlassen. Genau hier kommen Hungerphasen als wesentlicher Faktor zu der Intuition hinzu bei der man unterscheiden kann. Muss ich wirklich essen um Energie zu bekommen.

Wenn man dem mehr auf den Grund geht ob dies wirklich so sein muss kommt auch da schon der Weg zu dem Urzustand. Nur eben auf eine andere Art, nämlich auf dem Gedankenweg. Wenn man das Warum verstehen möchte, dann weiß auch da der Körper was man vor hat. Da alles verbunden ist und unsere mentale Welt mit dem physischen immer in Kontakt steht ist es eine Frage wie intuitiv man schon mit sich ist. Aber je tiefer man selbst über sich verstehen möchte kommt man dem auf die Spur. Das schließt den Kreis wie man mit sich in Kontakt kommt und auch dann bewusster mit Hungerphasen umgehen wird. Wenn das dann immer mehr praktiziert wird löst es den Prozess von den Essensmustern ab und man verlässt sich auf die Intuition. Dies ist auf dem wege auch wieder günstig für unseren Darm. Da man das Völlegefühl umgeht und es sich darum dreht sich angenehm voll zu fühlen.

Davon kann der Körper direkt profitieren und seine Energiespeicher befüllen, also eine begünstigte Versoffwechselung kommt durch Verlass auf Intuition. Da dies aber in der heutigen Zeit nicht so ist ist das metabolische Syndrom stark vertreten. Aber auch hier seit gesagt dies ist durch eine angepasste Ernährung mit Paleo zu besiegen. Wenn man sich bewusst entscheidet ich will mich besser ernähren und man dann diese bewusste Entscheidung getroffen hat. Dann geht es auf den Weg bei dem man sich intuitiv erinnern wird. Der Körper reguliert metabolische Prozesse dann Stück für Stück. Natürlich nicht von heute auf morgen und es kommt natülich auch drauf wie lange man schon schindluder betreiben hat mit seinem Körper. Aber jede bewusste Entscheidung erlebt der Körper auch als bewusst und dies gibt die Rückkopplung zu dem wofür man sich entschieden hat. Wenn man es am nächsten Tag vergessen hat, dann kann ein kleines Tagebuch helfen. Bei dem man sich Veränderungen notiert. Egal ob sie postiv oder negativ sind. Aber es hilft dem Prozess bewusst dran zu bleiben.

Mit dem Ziel das der Verlass auf die Intuition entstehen soll und man bewusst mit Hungerphasen umgeht. Wenn dies dann in den Alltag übergegangen ist und man wirklich im Flow ist mit dem was man sich vorgenommen hat. Benötigt man auch das Tagebuch nicht mehr. Die innere Uhr ist dann das Tagebuch. Man geht dann viel bewusster mit dem Zustand von Hunger um, wenn man längere Zeit nichts gegessen hat. Wenn man sich so fühlt als wäre man unterzuckert kann man gleich dem Körper zeigen, nein ich werde kein Obst oder dergleichen geben. Sondern eben die Handvoll Cashew Nüsse. Dann ist nämlich zum ersten mal eine bewusste Veränderung in so einem Hungerzustand passiert, dies wird einem selbst klar machen. Es geht eben auch anders. So das dieses „anders“ völlig normal wird. Wenn das passiert ist dann versteht man nicht nur über sich selbst viel mehr sondern auch direkt im

Umkehrschluss was Paleo und die Intuition zusammen verbindet. Namlich intuitiv das Richtige machen und dem Körper zeigen „ich weiß“ Unterzuckerung war nie was schlimmes. Sondern das erste Anzeichen mach was anders. Es geht natürlich nicht um jemanden der bereits Diabetes hat. Aber das sollte hier klar sein.

Wenn nun also praxistechnisch diese Hungerphase selbst in die Hand genommen wurde das die Intuition gesiegt hat, dann spührt man auch einen Umschwung in der Energiefreisetzung im Alltag. Man ist mental fitter, sofort regeneriert nach Anstrengungen, langfristig bleibt mehr Energie im Tankund wiederstandsfähiger. Aber was eben allerwichtigsten ist man greift nicht mehr zu Kohlenhydraten sondern primär zu dem das Fettsäuren in Energie umgewandelt werden können. Also zu Fett und Protein. So das alles dafür getan wird das die metabolischen Prozesse begünstigt werden. Man nimmt am Anfang oft an das man doch da gar nicht so viel beinflussen kann oder man das nicht selbst steuern kann. Aber dem ist eben nicht so. Je mehr man versteht das man selbst an der inneren Uhr dreht desto mehr kann man auch verstehen wie viel man selbst in der Hand hat. Sobald dieser Hebel ungeschaltet wurde werden einem die Zusammenhänge des mentalen und dem physischen bewusst. Hier spielt die Intuition eine große Rolle. Was daraus resultiert ist das man mehr verstehen möchte wie was passiert. Das ist der großartige Moment bei dem man aus sich rausgeht und einem klar wird. Das hätte ich schon viel früher erleben wollen. Aber lieber zu spät als nie. Denn seinen eigenen Körper neu kennenlernen bringt so vieles an Benefit mit sich das dann in alle Lebenslagen Wellen schlägt.

Gerade wenn man energetischer geworden ist und man dann mit dieser Energie besser haushaltet,wird klar das Nahrung sekundär ist um Energie zu erhalten. Es sind Reserven da und man weiß eben man hat Sie. Nur ist man bewusster damit und es wird eben ein weiteres Puzzleteil zum gesamten Puzzle hinzugefügt.Von da aus kommt ein anderes Ernährungsverhalten ganz intuitiv zustande. Nicht weil es einem jemand aufzwingt sondern weil es intuitiv selbst in die Wege geleitet wurde. Dieser Aspekt ist extrem wichtig wenn es um Ernährungsverhalten geht. Denn Ernährungsverhalten hat nicht zwingend was mit Ernährung an sich zu tuen. Ernährungsverhalten bezieht sich auf den Faktor wie eine oder mehrere Verhaltensweisen gekoppelt sind mit dem Prozess ernähren. Dieser psychische Faktor ist äußerst sensibel und muss auch so behandelt werden aber auch nicht zu sensibel. Denn daraus entsteht das Gegenteil das man es zu ernst nimmt was man vor hat und das macht es einem nicht angenehmer sondern führt zu einer Abneigung. Was sich auf die Disziplin auswirkt.

Dies ist dann gerade in Hungerphasen am Anfang nicht der Ansatz um den es gehen soll. Aber was einem selbst klar ist das Zeit nehmen für sich selbst extrem wichtig ist. Da gehört in sich reinhören absolut dazu und ist unverzichtbar, dass man die Anzeichen versteht und deuten kann. Die einem Körper der rückmeldet. Darauf zu hören ist schon mal intuitiv die erste Veränderung im Verhalten und dies macht sich bemerkbar für weiteren Willen für den man eigentlich nicht so bereit ist. Es ist das ewige Gegeneinander von ich habe noch keinen starken Willen und ich will eigentlich was verändern. Aber anfangen muss man logischerweise. Es ist eben wichtig das es mit Plan und Strukur ist sonst wird das Ziel nicht wirklich vor Augen sein. Oder es sogar eben in die andere Richtung gehen, also weg vom Ziel. Dann beginnt der Kreis wieder. Aber ein kleiner inner Wille reicht aus um eine kleine Veränderung in die richtige Richtung herbeizuführen. Hier kommt man nun zum Glauben an sich. Das ist in dem Fall Paleo. Viele kennen das mit Nahrungsergänzungsmitteln bei denen der Glaube viel mit einwirkt und sie an die Wirkung glauben. Genau so ist es mit Paleo.

Dies bringt natürlich Herausforderungen mit sich bei dem das Umfeld Unverständnis zeigt oder sogar abfälligdagegen ist. Aber das ist wie bei allem, die eigene Unsicherheit vor was neuen auf andere projezieren. Davon darf man sich in keinsterweise beeinflussten lassen und sich von dem Weg abbringen lassen. Den man eingeschlagen hat. Im Grundegenommen sind diese Personen eher selbst interessiert und wollen dies auch. Trauen sich aber nicht dies in Worte zu fassen oder selbst für sich zu übernehmen. Wer zum Beispiel Vegetarierer ist auch bei dem ist Paleo möglich. In dem man es kombiniert und sich auf das wesentlichste konzentriert so das beides da ist.Wobei es natürlich fraglich ist, da Mangelerscheinungen klar dabei sein. Da es nicht komplett ist. Gerade der Ansatz von Cobalamindas die komplette Vitamin B12 Kette darstellt und für wichtige Co-Enzyme benötigt wird. Für den Aminosäuren Stoffwechsel. Dies ist elementar wichtig denn Aminsäuren sind die Bausteine des Lebens und es sollte vermieden werden, dass diese Kette unkomplett ist. Ohne diese Grundbausteine können wir nicht leben. Zum Beispiel auch für die Bildung von Muskeln, Haut und Haaren sind Aminosäuren verantwortlich. Gerade hier ist es wichtig das dies vollständig und ohne negative Beeinflussung bleibt. Für jemanden der Sport treibt es noch wichtiger das die Aminsoäuren Kette nicht neagtiv berührt wird. Im Gegenteil sondern essentielle und nicht essentielle sowie semi essentielle Aminsoäuren immer komplett im Organismus vorhanden sind. Da jede Aminsoäure ihre eigene Aufgabe hat und beim Sport maßgeblich für die Herstellung von Proteinen dienen. Ist dieses Bindeglied mehr als zu schützen.

An dem Begriff Hungerphase kann man erkennen das Paleo keine Diät ist, sondern Stoffwechseltraining. Hierbei geht es darum den Stoffwechsel zu trainieren auf alle möglichen Situationen, so dass letztendlich der Stoffwechsel sich erinnert was beim letzen mal angewandt wurde. Deshalb ist die Intuition hierbei eben so maßgeblich beteiligt. Aber erst nach Training kommt eben verlass. Denn eine Hungerphase ist nichts anderes als ein gewisser Zeitraum ohne Nahrungszufuhr, also keine Energie von außen. In dieser Trainingsphase versteht man das auch ohne Energie von außen der Stoffwechsel arbeitet und Energie bereitstellt. Auf diese Bereitstellung wird hin trainiert so das sie am bestmögichen funktioniert. Deshalb spricht man von Stoffwechsel Training.

Das Wort Diät ist eben nur eine Variante aus der Variante an sich. In dem Fall Paleo als Ernährungsvariante. Bedeutet fügt man hier Diät dazu. Geht es um Verzicht, dass wäre an sich falsch. Denn bei Paleo bleiben alle 3 Makronährstoffe wie Fett, Protein und Kohlenhydrat. Man muss also nicht verzichten. Sondern trainieren wie man mit Kohlenhydraten sekundär umgeht das der primäre Energiegeber aus Fett kommt. Das ist kein Verzicht. Gerade dahingehend das nach einer Diät der Jojo Effekt vorprgrammiert wird und man eben nur diese Zeit der Diät sich danach richtet. Das ist zu kurzfrist und geht vom langfristigen Ansatz weg. Was erreicht werden soll durch Ernährung. Nämlich langfristig sein Ernährungsverhalten darauf ausgerichtet zu haben das man es selbst steuern kann wo es hin geht und wie Lebensmittel damit funktionieren. Also das Bewusstsein erlangt zu haben genau zu wissen wie was funktioniert hat. Damit es bleibt und man weiß wie man damit umgeht. Das macht nur Sinn wenn alle 3 Makronährstoffe vertreten sind. Denn jeder Nährstoff hat seinen Sinn für den Körper. Also soll er auch bleiben.

Auch wenn Paleo für eine gewisse Zeit angewendet werden soll, dann ist es ein Zyklus bei dem man im Anschluss wechseln kann. So das man immer wieder zu Paleo zurückkehren kann wenn man dies will. Das ist gerade für jemanden interessant der am ausprobieren ist und sich noch nicht entschieden hat um sich festzulegen. Gerade wenn man flexibel bleiben möchte empfehle ich trotzdem sich dann zu entscheiden. Denn das verwirrt den Körper irgendwann und daraus kommen nicht die Erfolge die kommen wie wenn man sich langfristig für eine Variante entschieden hat. Was ja auch der Inutition zu gute kommt und den Verlass darauf. Kein Körper will das er langfristig dick wird bzw. Krank, man muss ihm vertrauen und verstehen das der Körper an sich gesund sein will und dies tief verankert ist. Dem zu trotzen führt eben immer wieder in die selben Muster und das an sich ist Stress den man sich gar nicht antuen muss. Denn dann probiert man es mal und dann wieder nicht, dann geht man über zur nächsten Diät oder macht was was man gelesen hat und genau deshalb rate ich niemanden zu einer Diät. Das Wort Diätetik ist an sich die Lehre von der Lebensweise. Also hat den ethischen Hintergrund was eigentlich nichts anderes bedeutet wie gesund durch Ernährung. Hinter diesem Sammelbegriff steht die Heilung und da muss man eben hinterfragen ob eine Ernährungsvariante als Diät an sich Heilung nach sich zieht. Um zu entschlacken oder mal herunterzufahren ja. Aber auf keinen fall als ständiger Begleiter. Da es vollkommen klar ist das es zu einer Unterversorgung kommen wird und zu Mängeln. Das hat nichts mit Heilung zu tuen. Wenn der Aspekt der Unverträglichkeiten dazu kommt. Muss man einfach nur verstehen wie man Alternativen anwendet. Das wären z.B. glutenfreie Lebensmittel die wunderbar kombiniert werden können bei Paleo. Auch Laktoseintoleranz ist ohne Probleme mit Paleo zu kombinieren. Wer keinen Milchzucker verträgt bei dem ist Paleo ja noch besser denn es soll um Kohlenhydrat sekundär gehen, bis dann ein Gericht kommt bei dem Milchzucker enthalten ist, dann kann dies auch getauscht werden.

Da der Körper im ausreichen Umfang aus Protein und Fett synthetisieren kann, wäre auch bei völligen Verzicht auf Kohlenhydrate keine Mangelerscheinung der Fall. Andersherum allerdings schon wenn man auf Protein oder Fett verzichtet. Deshalb kann Paleo wunderbar in den Alltag integriert werden, wenn man gut beobachtet findet man überall etwas was Paleo tauglich ist. Hier gilt wo ein Wille ein Weg. Oder im besten Fall geht es eben um Essens Vorbereitung für den gesamten Tag gleich in der Früh. Hier muss man aber eben schon die erste Veränderung vornehmen von seinen Gepflogenheiten, dass man früher aufsteht und seine geplanten Mahlzeiten und Snacks dann auch über den Tag parat hat. Aber wie bei allem wird daraus schnell eine Routine.

2.5 Die Notwendigkeit von Glucose

Das Gehirn ist auf stehts neue Glucose angewisen, es wird also nicht gespeichert sondern benötigt ständig neue Glucose. Schon kleinste

Unterbrechungen der Zuckerbelieferung haben größere Folgen. Nach zehn Sekunden kommt es zu Funktionsausfällen, danach drohen Ohnmacht und Koma, bereits nach wenigen Minuten treten irreversible Hirnschäden ein. Das Gehirn kann also gar nicht anders. Es muss im Interesse des Gesamtsystems unbedingt seine unterbrechungsfreie und bedarfsgerechte Vorzugsversorgung mit Zucker aufrechterhalten. Ausgelöst und geregelt wird der aktive Glucoseanfordungsmechanismus mithilfe einer raffinierten, hormongesteuerten Dreifachstrategie. Sinkt der Glucosespiegel des Gehirns, regt es zunächst die Ausschüttung der Stresshormone Cortisol und Adrenalin an. Die Agenten des Stresssystems blockieren unverzüglich die gesamte Insulinproduktion der Bauchspeicheldrüse. Aufgrund der Insulinblockade können Organe, Muskeln und Zellen keine Glucose mehr aufnehmen. Gleichzeitig wird die Leber durch eine erhöhte Glucagonausschüttung angeregt, vermehrt eingelagerten Speicherzucker (Glykogen) freizusetzen. Schließlich wird noch parallel dazu der Blutfluss zum Kopf verstärkt.

Exakt dafür werden keine Kohlenhydrate von außen benötigt, sondern eine begünstigte Stoffwechsellage bei der die Energiegewinnung primär aus Fettsäuren kommt. Das war wie schon erklärt über den Lipdstoffwechsel also den Fettstoffwechsel. Damit läuft die Versorgung auf vollen Touren. Die gesamte vermehrt produzierte und angelieferte Glucose steht nun allein dem Zentralorgan zur Verfügung. Sobald die zerebralen Glucosesensoren wieder einen ausreichenden Zuckerpegel registrieren, deaktiviert das Gehirn diesen Prozess und dämpft das Stresssystem. Die Cortisol- und Adrenalinkonzentration sinkt, die Bauchspeicheldrüse produziert wieder ungebremst Insulin, die übrigen Körperorgane und Zellen können wieder Glucose aufnehmen und verbrennen.

Es wird der fettreichen Ernährung nachgesagt das es den Glucose Transport für das Gehirn senkt. Dies ist eben die halbe Warheit, denn es geht um die ersten 2 bis 3 Tage in denen der Körper umgestellt wird. Dies zieht die

Unterzuckerung nach sich. Aber genau diese Unterzuckerung ist absolut notwendig um es auf das Maß herunter zufahren was davor zu viel war im Organismus. Das fühlt sich dann so als würde das Hirn hungern und man könnte sich schlechter konzentrieren. Aber genau dem wird entgegen gewirkt und dies dauert eben ein kurze Zeit. Es ist nichts anderes als die Vorbereitung das Ketonkörper gebildet werden. Also die Fabrikarbeiter. Bedeutet der Prozess der Ketogenese beginnt. Dies ist der Prozess das die Ketonkörper die Blut Hirn Schranke überwinden können und somit das Gehirn mit Energie versorgen. Die Ketose ist ein natürlicher Stoffwechselzustand und vollkommen ungefährlich. Ketone spielen nämlich gerade in den ersten Wochen unseres Lebens eine wichtige Rolle. Ketone haben eine große Bedeutung für das Gehirn des Neugeborenen. Wenige wissen, dass Neugeborene, die gestillt werden, natürlicherweise in Ketose sind. Die Muttermilch enthält viele MCTs. Ketone sind nicht nur essenziell für die Energieversorgung des jungen Gehirns, sondern liefert auch wichtige Bausteine. Bedeutet man reaktiviert diesen Zustand. Es geht um die Erkenntnis das das Feindbild das durch dieses Gefühl der Unterzuckerung der Fehler ist, denn es ist der Freund. Beduetet Ketonkörper sind unsere fleißigen Helfer und immer nur der Freund für die Blut Hirn Schranke.

Die eigene Herrstellung ist eine ganz andere Bioverfügbarkeit als wenn Sie durch Kohlenhydrat von außen kommen würde. Es ist höchste Qualität und dient nicht mehr dem Energie fressen im Hirn sondern dem ständigen aufrechtlassen. Beim Menschen findet die Verdauung hauptsächlich im Mund, Magen, Zwöffingerdarum und Dünndarm statt. Für diese Arbeit kommen dann konsumierte Kohlenydrate in Frage. Denn sie werden im Dünndarm durch Fermente der Bauchspeicheldrüse in Glucose aufgespalten. Durch Enzyme kommt der Prozess der Aufspaltung zustande, ein Verdauungsprozess kann bis zu 30 Stunden dauern. Auch hier passiert ein regelrechtes Wunderwerk, denn alles was für den Abfall Transport vorbreitet wird läuft auch gleichzeitig mit der Versorgung von Bausteinen und Schutzstoffen für den Körper.

Die enthaltenen Nährstoffe im Nahrungsbrei werden im Dünndarm aufgenommen und über die Blutbahn im Körper verteilt. Am Ende geht es bei der Verdauung also um lebenswichtige Energie aus Nährstoffen für jede einzelene Zelle unseres Körpers. Ist der Nahrungsbrei im Magen ausreichend zerkleinert, wird er portionsweise in den ersten Dünndarmabschnitt, dem Zwölffingerdarm, abgegeben. Hier wird der Nahrungsbrei mit Verdauungs-Sekreten aus der Bauchspeicheldrüse und aus der Gallenblase vermischt. Die Galle enthält verschiedene Stoffe, sogenannte Gallensäuren, die dafür sorgen, dass sich die Fette aus der Nahrung in der flüssigen Umgebung lösen. Dadurch werden die Fette für die Aufspaltung zugänglich gemacht. Das Verdauungs-Sekret der Bauchspeicheldrüse neutralisiert den sauren Nahrungsbrei und enthält verschiedene Verdauungs-Enzyme, die u.a. Eiweiße, Fette und Kohlenhydrate aufspalten. Sind die Nährstoffe in ihre Einzelbausteine aufgespalten, können diese über die Dünndarm-Schleimhaut resorbiert und in die Blut- und Lymphbahn abgegeben werden. Also für Stoffwechselvorgänge wird Glucose benötigt.

Aber auch für körperliche Aktivität, bei Muskel Anstrengung wird Glykogen benötigt durch Glucose. Es ist also nie zwingend notwendig noch zusätzlich mehr Glucose dem Körper zu geben als für die bioverfügbaren Prozesse. Dies ist nicht evolutionär. Aber gerade die Auswahl an Kohlenhydraten ist groß und wird immer größer, gerade bei Streckstoffen wie Dextrose oder Reissirup etc..Kommen zusätzlich zu dem eigentlichen Kohlenhydrat Produkt noch mehr Zucker hinzu. Deshalb sind die stark verarbeiten Produkte von der Industrie nicht Paleo. Diese findet man in der Paleo Ernährung gar nicht. Hier ist Kreativität gefragt, denn man kann selbst eine Mahlzeit zusammen stellen die abgeleitet ist von so einem Produkt. Nur eben im Paleo Style. Sobald man seine eigenen Kreationen für sich entdeckt hat wird der Weg immer zu mehr Auswahl führen.

Nicht selten habe ich bei Klienten erlebt das sie eine riesige Auswahl an Kreationen für sich entdeckt hat nachdem sie Paleo für sich genommen haben. Sie schwärmen dann von dem einzelnen Rezept und genau das macht dann eben Hunger auf mehr, damit ist die Fortführung gemeint. Also mehr an Erweiterung, obwohl man am Anfang sich keineswegs vorstellen konnte was Fett und Protein bietet. Also das es eher limitiert ist und das ist eben falsch. Es liegt daran das oft verbreitet wird das es eine Diät ist und das man sich nur auf Fleisch und Fisch konzentriert. Daraus kommt die Annahme das pflanzliche Ernährung gar nicht dabei ist. Obwohl es genau das Gegenteil ist. Es macht sogar einen großen Anteil aus nur eben zusätzlich. Nur kann man eben zum Beispiel bei Obst auch klar auf wenig Zuckergehalt achten. Das wären z.B. Beeren, Guaven, Kaktus Feigen, Aprikosen oder Grapefruits. Gerade Avocados kann man wunderbar kombinieren mit vielen fructosearmen Gemüse. Die Praxis zeigt wie man sich steigert in der Produktpalette so das es Freude macht und es dann ein fester Bestandteil im alltäglichen Leben geworden ist.Wenn man die Zucker Alternativen kennt dann weiß man sich auch hier zu helfen, mit Agavendicksaft, Xylit etc. Hiermit gelingen großartige Backideen die alle Paleo sind. Wie Kekse, Kuchen, Muffins, Brote und Semmeln. Gerade bei Mehl gibt es so viel Alternativen die alle Paleo sind.

Im Gegenzug dominieren "neuere" Lebensmittel, wie kultiviertes Getreide und Milchprodukte. Die Lebensmittel sind meist hochverarbeitet und voll mit Zusatzstoffen. Auch Süßigkeiten und Softdrinks werden in zu hohen Mengen und zu häufig konsumiert. Dadurch ist der Anteil an Kohlenhydraten deutlich höher als zu Jäger und Sammler Zeiten. Wobei vor allem die Kombination mit den Kohlenhydraten das Problem darstellt. Kohlenhydrate sind in der Lage, unseren Blutzuckerspiegel zu beeinflussen. Je nach Struktur erhöhen sie ihn langsam oder schnell und damit auch die Ausschüttung des Hormons Insulin. Je geringer und konstanter der Blutzuckerspiegel gehalten wird, desto gesünder ist es für uns. Basierend auf ihrer Auswirkung auf den

Blutzuckerspiegel, werden Kohlenhydrate eingeteilt in solche mit hohem, mittlerem und niedrigem Glykämischen Index. Viele komplexe Kohlenhydrate haben beispielsweise einen niedrigen GI und wirken sich dadurch deutlich positiver auf unseren Blutzuckerspiegel und damit auch auf die Insulin-Antwort aus. Einfache Kohlenhydrate dagegen, umgangssprachlich auch als Zucker bekannt, haben einen hohen GI und werden daher als eher ungünstig betrachtet.

Her kommen jetzt die Unterscheidungen von Zucker wie:

Glucose oder auch Traubenzucker genannt, ist einer der wohl bekanntesten Einfachzucker. Einfachzucker gehen schnell ins Blut über und versorgen den Menschen mit Energie. Vor allem Traubenzucker lässt den Blutzuckerspiegel schnell ansteigen. Dadurch wird vermehrt Insulin ausgeschüttet, wodurch es zu einem ebenso schnellen Energie-Tief kommt.

Fructose ist Fruchtzucker, der in erster Linie in Obst, aber auch in vielen anderen Lebensmitteln zu finden ist. Fructose ist die süßeste aller Zuckerarten und lässt im Vergleich zur Glucose den Blutzuckerspiegel nur langsam ansteigen, wodurch der Körper über einen längeren Zeitraum mit Energie versorgt wird. Allerdings lässt das Sättigungsgefühl bei Fructose schneller nach. Viele Menschen leiden unter einer Fructose Intoleranz und können keine Lebensmittel mit Fructose verzehren.

Galactose wird umgangssprachlich auch Schleimzucker genannt, da er ein Bestandteil von Schleimstoffen im Körper ist. Vorrangig kommt Galactose in Milch und Milchprodukten vor. Zusammen mit Glucose bildet er den Milchzucker.

Tagatose, bei diesem Monosaccharid handelt es sich um eine recht unbekannte Variante von Zucker. Tagatose wird aus Galactose gewonnen und in der Regel industriell hergestellt. Einige Obstsorten enthalten ebenfalls

Tagatose. Dieser Zucker ist fast so süß wie herkömmlicher Haushaltszucker, besitzt aber weniger Kalorien.

Lactose, hinter dem Begriff Lactose verbirgt sich der Milchzucker. Es handelt sich hier um eine Verbindung aus Glucose und Galactose. Wie der Name bereits sagt, kommt Lactose in Milch und Milchprodukten vor. Lactose ist etwa halb so süß wie Saccharose (Haushaltszucker) und lässt, so wie auch Fructose, den Blutzucker nur langsam ansteigen. Damit wir Lactose abbauen können, bedarf es dem Enzym Laktase. Einige Menschen, vor allem in Asien und Afrika, bilden dieses Enzym nicht und vertragen deshalb keine Milchprodukte, man spricht hier von einer Lactose Intoleranz.

Maltose, Malzzucker ist eine Verbindung aus zwei Glucose-Molekülen. Sie entsteht, wenn bei der Verdauung Stärke aufgespalten wird. Aber nicht nur in unserem Körper kann Malzzucker entstehen, sondern z. B. auch beim Bierbrauen. Da Malzzucker karamellartig schmeckt, wird er gerne für Backwaren verwendet.

Saccharose ist unser herkömmlicher, weißer Haushaltszucker. Hier handelt es sich um eine Verbindung aus Glucose und Fructose. Saccharose ist das beliebteste Süßungsmittel in der Lebensmittelindustrie. Er kommt natürlicherweise in Zuckerrohr und Zuckerrüben vor. Brauner Zucker fällt ebenfalls unter den Begriff Saccharose. Entweder handelt es sich hier um Vollrohrzucker, oder um karamellisierten weißen Zucker.

Isomaltulose ist ebenfalls ein Disaccharid aus Glucose und Fructose und ist damit unserem Haushaltszucker recht ähnlich. Diese Zuckerart kommt auf natürliche Weise in Honig oder Zuckerrohrextrakt vor und schmeckt etwa genauso süß wie Saccharose. Sie hat auch vergleichbar viele Kalorien. Da Isomaltulose nur sehr langsam verstoffwechselt wird, eignet er sich für Diabetiker.

Isoglucose, neben Isomaltulose gibt es noch Isoglucose. Sie wird aus Maisstärke gewonnen und oft als Maissirup bezeichnet. Isoglucose wird in vielen Getränken oder auch für Obstkonserven verwendet.

Stärke, verbinden sich viele Zuckermoleküle, bilden sich die sogenannten Polysaccharide – auch Mehrfach- oder Vielfachzucker genannt. Mehrfachzucker sind Stärke und schmecken trotz vieler Zuckermoleküle nicht süß. Stärke ist z. B. in Kartoffeln enthalten. Stärkehaltige Lebensmittel dienen als solide Energiequelle, da die Kohlenhydrate erst aufgespalten werden müssen. Hierdurch steigt der Blutzucker langsam und stetig an. Je komplexer die Molekülkette, desto besser. Früher waren die kleinen weißen Körnchen ein Luxusgut, heute sind sie in fast allen Lebensmitteln enthalten. Dank der verpflichtenden Nährwertkennzeichnung auf verpackten Lebensmitteln ist es recht einfach herauszufinden, wie viel Zucker in einzelnen Produkten enthalten ist. Die Nährwerttabelle fasst alle Mono- und Disaccharide (Einfach- und Zweifachzucker) zusammen und listet diese, inklusive Mengenangabe, allgemein unter dem Punkt „Zucker" auf.

In der Auflistung der Zutaten auf den Produkten werden dann die einzelnen Zuckerarten genannt. Steht dort „Zucker", handelt es sich meistens um Rohrzucker bzw. Saccharose. Wer noch einen Schritt weitergehen möchte und wissen will, wie viel von den einzelnen Zuckerarten enthalten ist, der hat es etwas schwerer. Hersteller sind nicht dazu verpflichtet, die genauen Mengenangaben aller Zutaten aufzulisten. Allerdings kann man sich mithilfe der Zutatenliste einen groben Überblick verschaffen – denn bei den Zutaten wird die Zutat zuerst genannt, die am meisten enthalten ist. Steht also z. B. Glukosesirup weit oben auf der Zutatenliste, weiß man, dass entsprechend viel davon drin ist.

Durch das Übermaß an Zucker nehmen wir einfach viel zu viel Energie zu uns, die wir überhaupt nicht benötigen. Und diese überschüssige Energie verwandelt der Körper in Fett. Der Effekt ist offensichtlich: Wir werden immer dicker und leiden an den typischen Folgebeschwerden und -erkrankungen: Gelenkprobleme, Bluthochdruck, Arterienverkalkung, Herzinfarkt, Diabetes. Einige Studien sehen sogar einen Zusammenhang zwischen Zuckerkonsum und bestimmten Krebsarten. Dazu kommt, dass Zucker kurzfristig zwar ein starker Energielieferant ist, langfristig aber nicht sättigt und wir schnell wieder Hunger haben. Das gilt auch für Fructose. Dabei klingt „Fruchtzucker“ durch das Wort „Frucht“ auch noch scheinbar gesünder als Industriezucker. Das ist allerdings nicht richtig. Fruchtzucker ist weder gesünder noch kalorienärmer als normaler weißer Zucker.

So manchem Menschen fällt es schwer, die Finger von Schokolade und Bonbons zu lassen. Viele vergleichen die Lust auf Süßes deshalb mit einer Sucht – und den Verzicht mit einem Drogenentzug. Tatsächlich regt Zucker ähnlich wie Drogen das Belohnungssystem des Gehirns an. Der ausgeschüttete Botenstoff Dopamin sorgt für körperliches Wohlgefühl und führt zu dem Wunsch, sich erneut so zu fühlen. Um vom Heißhunger nach zuckerhaltigen Speisen loszukommen sollte man sich zunächst fragen, in welchen Situationen der Griff nach Süßem automatisch erfolgt. Das kann zum Beispiel Ärger oder Langeweile sein. Dann sollte sich der Betroffene alternative Verhaltensstrategien überlegen: etwa Spazierengehen, ein Bad nehmen oder Musikhören. Auch das schüttet wohltuende Botenstoffe aus. Oder natürlich eine ausgiebige Fitness Einheit.

2.6 Ist Paleo Low Carb

Grundsätzlich ist Paleo low Carb, aber damit ist es nicht getan eine low Carb ernährung gleichzusetzen mit dem Großen Ganzen Von Paleo. Paleo bezieht sich auf die Steinzeiternährung und Low Carb auf den Gedanken, weniger Kohlenhydrate zu sich zu nehmen. Man könnte es beschreiben das es aufeinander aufbaut und je nach Ausgangspunkt dem Einsteiger einen

Leitfaden gibt. Aber die Komplettierung ist ganz klar Paleo. Da es direkt da ansetzt, dass Kohlenhydrate nicht primär benötigt werden als Energiequelle. Fette komplett primär sind. Gerade da die Furch vor zu wenig Kohlenhydraten fest verankert ist, benötigt es eine Ernährungsvariante die aufräumt und dem entgegenwirkt. Denn der Körper im physischen Aspekt würde gar nicht primär Kohlenhydrate als Energiequelle bevorzugen. Das ist schon mal ganz klar der Grund das die Furcht unbegründet ist was überleben angeht.

Es ist eher das Thema das jemand der abnehmen möchte die Befürchtung hat, habe ich dann genug Energie wenn ich weniger Kohlenhydrate zu mir nehme als sonst. Da man sich eh schon abgeschlagen und schlapp fühlt, ist der träge Zustand durch das Übergewicht der Grund für die Energielosigkeit. Sobald man das auch ehrlich für sich aktzeptiert hat wird man auch nicht mehr die Kohlenhydrate verantwortlich machen. Selbst wenn man die Kohlenhydrate auf Null setzt kann auch jemand der stark übergewichtig ist Energie für seinen Alltag haben. Sollte Diabetes schon eingesetzt haben, dann ist man schon an einem anderen Punkt. Hier kann aber auch durch Low Carb angesetzt werden. Nur eben vorsichtiger und mit dem Arzt zusammen. Es geht aber auch hier darum den Körper dazu zu bringen seine eigenen Fettreserven als Energielieferant zu nutzen. Was gleichzeitig zu einer Gewichtsreduktion führt. Hier ist es Low Carb sehr wohl eine Diät. Das Prinzip der kohlenhydratarmen Diät stammt aus dem 19. Jahrhundert und wurde von dem Briten William Banting durch sein Buch bekannt. In seinem Fall hat ihm der Arzt eine fleischreiche Kost emphfohlen. Er hat damit knapp 25 KG abgenommen. Diese Diät ist dann auch nach Deutschland im 19.Jahrhundert gekommen. So kam es das der Arzt Willhelm Ebstein eine Fleisch Fett Diät emphfolen hat. Zu den Low Carb Diäten gehören, ketogene Ernährung, moderate low carb und liberale low carb. Die Ätkins Diät verzichtet von Anfang ganz auf Kohlenyhdrate und die Logi Methode die Idee beschreibt das die Zufuhr von Kohlenyhdraten mit hohem glykämsichen Index wegfällt. Das macht aber eben klar das es nicht komplett ist auf langfristige Sicht als fester Bestandteil. Für kurze Zyklen ist es äußerst sinnvoll, aber nicht als feste Ernährungsform.

Ein Lebensmittel beinhaltet selten nur einen Nährstoff, sondern enthält immer ein ganzes Spektrum davon. So liefern uns stärkehaltige Lebensmittel wie Getreide und Hülsenfrüchte beispielsweise nicht nur Kohlenhydrate, sondern auch wichtige Vitamine und Mineralstoffe.

Im Idealfall auch eine nennenswerte Menge an Nahrungsfasern. Es gilt: Die Menge und die Qualität an Kohlenhydraten machen es aus. Wenn es nicht mit Pasta und dergleichen übertrieben wird, aber es sollte nie ganz gestrichen werden. Die Nahrungsfasern in Vollkorn z.B. sättigen anhaltend und regulieren zudem die Verdauung. Hinzu kommt, dass die Kohlenhydrate reich an Nahrungsfasern sind und möglichst wenig verarbeitet wurden. Hier bieten wieder der glykämische Index und die glykämische Last die Orientierung.

Aus gesundheitlichen Gründen sollten Kohlenhydrate nie weniger als 10% der täglichen Energiezufuhr abdecken. Auch beim Abnehmen nicht. Aber das Große Ganze wird gebildet dass die aufgenommene Energie auch zu dem Lebensstil passt. Der Energiebedarf hängt neben vielen Faktoren davon ab wie körperlich aktiv man ist. Wer sich viel bewegt, kann und soll automatisch mehr Kohlenhydrate zu sich nehmen. Der Körper verbrennt die darin enthaltene Energie sofort und muss sie nicht speichern. Denn dieses Speichern wäre das entstehende Hüftgold, dass eben nur sehr schlecht wieder weg zu bekommen ist. Das Ziel soll sein das Glykogen Speicherung passiert. Dies kann auch mit Low Card wunderbar funktionieren. Gerade da man den Unterschied viel besser verstehen kann wann wenig Kohlenhydrate zu sich genommen werden und mal mehr. Bedeutet bei diesem Wechsel Effekt spührt man viel deutlich was vor sich geht. Durch und mit Kohlenhydrate. Gerade dieses intrinsische Verständnis ist sehr vorteilhaft in Zukunft bewusster zu sein. Wie Energie gespeichert wird und wann Energie wirklich noch von außen benötigt wird.

Entscheidend für die Gewichtsreduktion bei Low Carb sind bestimmte Veränderungen im Stoffwechsel. Daran beteiligt ist insbesondere der Blutzuckerspiegel. Er beschreibt den Gehalt von Glukose im Blut und ist in seinem natürlichen Zustand konstant. Dies signalisiert dem Gehirn, dass ausreichend Zucker und somit genügend Energie für alle natürlichen Funktionen vorhanden ist. Auch der Insulinspiegel ist somit konstant, da die Bauchspeicheldrüse nicht viel Insulin produzieren muss, um mit dem Zucker zurecht zu kommen. Wie schon beschrieben hilf Insulin dem Körper dabei, den Zucker in die Zellen zu transportieren, um ihn dort als Energie wieder freizugeben.

Gerade mit Paleo und der Reduktion von Kohlenhydraten funktioniert dieses Prinzip noch besser. Denn je länger man es anwendet wird die Energiefreigabe immer zugunsten der Hungerphasen sein, dass ist dann wenn man am Anfang normalerweise Kohlenhydrate konsumieren würde. Aber da das Jäger und Sammler Prinzip immer noch verankert ist, wird klar das langfristig Paleo dies immer mehr begünstigt. Das ist eben bei Low Carb als Diät nicht so, da es eine Diät ist. Bei der es in allerste Linie um abnehmen geht. Aber das soll ja nicht die ganze Zeit sein. Sondern nur solange bis man sein Gewicht wieder im Griff hat oder die überschüssigen Kilos weg sind. Genau hier schließt Paleo an und erweitert, denn es hilft das Idealgewicht zu halten. So das man das Wohlfühlgewicht für immer kennt und damit in Balance bringt. Das ist ein langfristiges Ziel das allerdings Disziplin benötigt und den Antrieb es auch wirklich auf längere Zeit zu schaffen.

Gerade dann wenn der Körper die kritische Phase hat in die Ketose zu schalten. Ist der Übergang oft härter als erwünscht, da die Erscheinungen die dazu kommen oft so gedeutet werden man ist krank. Nein, man ist in dem Moment nicht krank. Der Körper zeigt einem nur, dass was du mir gegeben hast war ungünstig. Denn der Körper an sich will gesund sein. Es ist sozusagen eine kleine Rache genau so wie man es dem Körper angetan hat kommt es dann zurück. Bei Paleo nennt man ursprüngliche Lebensmittel eben auch echte Lebensmittel. Dazu gehören vor allem Gemüse und Obst in allen Farben und Formen. Echte Lebensmittel enthalten gesunde Fette und Eiweiße und liefern viele Nährstoffe, die unser Körper braucht und gut verarbeiten kann, da er es seit je her gewohnt ist, diese Nahrungsmittel zu verzehren und zu verdauen. Das ist das was man ihm sozusagen verboten hat oder vorenthalten hat. Obwohl es genau das war was notwendig war. Industriell verarbeitete Produkte schlichen sich dann immer mehr ein, so dass es sogar dann die Mehrheit dargestellt hat. Im Ablöseprozess sollte man aber trotudem verstehen was uns die Industrie gibt und wie wir als Menschen uns mitentwickelt haben. Es hat also auch hier Vorteile wie Mensch und Industrie zusammen funktionieren.

Aber die neueren Lebensmittel wie Zucker, Getreide und Milchprodukte, die der Mensch evolutionsgeschichtlich erst seit einem kurzen Zeitraum in den Speiseplan integriert hat sowie in der Industrie verarbeitete Lebensmittel sind für den Körper problematischer als die ursprünglichen Nahrungsmittel. Das kann natürlich funktionieren, hat aber nichts mit dem zu tuen wie der Körper und Nahrung zusammen interagieren. Es empfiehlt sich viel Gemüse und frisches Obst von nun an auf dem Plan zu haben. Denn man wird mehr Zeit mit Einkaufen und mit dem Zubereiten von Mahlzeiten verbringen, denn die Zutaten sind frisch und müssen selbst zu einem Gericht verarbeitet werden. Der Zeitfaktor ist also ein entscheidender Stolperstein bei der Umsetzung von Paleo - aber nicht mehr als bei jeder anderen gesunden Ernährungsweise auch. Man investierst schließlich in die Gesundheit! Da sollte einem diese Zeit viel wert sein.

Einen Plan zu erstellen ist bei der Paleo Ernährung sehr empfehlenswert. Gerade am Anfang kann man so die Mahlzeiten besser planen und noch einmal kontrollieren, ob die Low Carb Rezepte, die man gewählt hat, auch wirklich zu der Steinzeiternährungsweise passen. Hier ein kleines Praxis

Beispiel von Frühstück bis Mittag und Abend. Mit kleinen Snacks zwischendrin. Die Menge wird natürlich nicht dazugeschrieben, da dies spezifisch vom Gewicht schwankt.

- Frühstück

Eier mit Guacamole und Beeren

- Mittag

Gemischer Salat mit Garnelen in Olivenöl und Balasamico mit Süßkartoffel

- Abend

Putenbrust mit Gemüse und Chia Samen

Ziwschendrin eigenen sich Snacks wie Cashewnüsse. Aber erst als Stoffwechsel Anheizer wenn man bereits längere Zeit Stoffwechsel Training betrieben hat. Eine Nusskern Mischung von der Firma Kluth hat z.B. 50,9 Gramm Fett davon gesättigte Fettsäuren mit 6,7 Gramm, einfach ungesättigte Fettsäuren mit 26,8 Gramm und mehrfach ungesättigte Fettsäuren mit 15,2 Gramm. Sowie 23,1 Gramm Eiweiß auf 100 Gramm. Der Magnesium Anteil liegt bei 54%! Genau so funktioniert ein Paleo Snack.

Als nächstes streicht man Zucker und künstliche Süßstoffe. Als gesunde Alternative zum Süßen kommen besonders Obst in Frage. Auch Honig in Maßen aber das eignet sich bei Paleo prima. Gelegentlich kann auch Ahornsirup verwenden. Nicht nur Zucker an sich, auch alle Lebensmittel, die Zucker enthalten nun konsequent eliminiert werden. Dazu zählen auch Fruchtjoghurt, Pudding, Süßwaren, Gebäck, Eis, Snacks, Knabberzeug, Softdrinks, Schokolade etc.!

Nun zu den beiden Makronährstoffen Eiweiß und Fett, die die Kohlenhydrate bei der Low Carb Ernährung zu mehr oder weniger großen Teilen ersetzen.

Eiweiß sorgt dafür, dass man längere Zeit satt bleibt. Nach dem Verzehr von Pute und wird nämlich viel weniger Insulin ausgeschüttet als nach Brot und Nudeln. Dadurch stabilisiert sich der Blutzuckerspiegel konstant und langfrsitig. Zudem besteht fast der gesamter Körper aus Eiweiß: Muskeln, Zellen, Haut, Haare – alles Protein. Damit es also mit einem fitten Körper in Kombination mit Fitness klappt, muss dem Körper Baustoff in Form von hochwertigem Protein zur Verfügung gestellt werden. Auch hier gilt wieder für Fette. Sie spielen nicht nur bei der Hormonproduktion eine wichtige Rolle, sondern sorgen dafür, dass der Körper andere Nährstoffe langsamer verstoffwechselt und man länger satt bleibt. Zu der Low Carb Ernährung deshalb immer Fett hinzu.
Manche Nährstoffe wie beispielsweise die fettlöslichen Vitamine A,D,E und K kann der Körper – wie der Name schon sagt – nur mit Unterstützung von Fett verwerten.

Eine allgemein gültige Empfehlung für die Verteilung der Makronährstoffe wäre zu grob denn das variiert von Diät zu Diät und auch von persönlichen Voraussetzungen und Zielen. Es gibt aber ein paar Orientierungswerte, insbesondere in Bezug auf die Kohlenhydratmenge, die zwischen 10 – 45% der täglichen Kalorienmenge variiert. Viele verteilen diese gleichmäßig auf ihre Mahlzeiten und essen rund 25-50 Gramm Kohlenhydrate pro Mahlzeit, am Tag insgesamt zwischen 50-120 Gramm. Zur Orientierung: 100 Gramm gekochter Reis enthalten etwa 24 Gramm Kohlenhydrate, eine Laugenstange rund 45 Gramm.
Die Low Carb Ernährung liegt also zum Teil deutlich unter den Empfehlungen der DGE von 50% Kohlenhydrate. Die empfiehlt übrigens auch nur 0,8 Gramm Eiweiß pro Kilogramm Körpergewicht am Tag. Bei Low Carb sollten es aber mindestens 1,5 Gramm Protein pro Kilogramm Körpergewicht sein.

Auch wenn man einfach gesund und fit durch den Alltag kommt oder vielleicht sogar schon an den ein oder anderen Beschwerden leidet, ist man mit einer Low Carb Diät gut bedient.

Mittlerweile empfehlen auch immer mehr Ärzte ihren Patienten, bei schlechten Blutfettwerten, Bluthochdruck, oder Verdauungsproblemen auf eine kohlenhydratreduzierte Ernährung zu setzen. Viele sagen aber auch, dass sie sich seit ihrer Umstellung generell leistungsfähiger fühlen, weniger müde sind, besser schlafen und sich besser konzentrieren können.

2.7 Paleo & Ketose

Zunächst einmal, was genau ist die Ketose. Es geht um den Anstieg der Ketonkörper, dabei können die Ketonkörper die Glucose als primäre Energiequelle ablösen. Die Ketogenese kommt in Gang, hier bei werden Acteon Kolekühle in der Leber gebildet, indem Fettsäuren aus der Nahrung und aus dem Fettgewebe aufgespalten werden. Es werden keine Lipoproteine benötigt für den Transpoort, da sie wasserlöslich sind. Deshalb können Sie direkt ins Blut abgegeben werden und ins Gewebe transportiert werden können. Im Gewebe angekommen werden sie oxidiert über den Citratzyklus. Die Ketogenese ist zusammengefasst ein Stoffwechselweg, der die energiespendenden Ketonkörper bildet, sobald dem Körper Glukose ausgeht. Was sind Ketonkörper. Ketone oder Ketonkörper sind wasserlösliche Molkeühle, die aus Fettsäuren in der Leber gebildet werden und dienen dem Körper als alternative Hauptenergiequelle.

Die Ketose ist vereinfacht gesagt Fettstoffwechsel im Körper. Normalerweise gewinnt der Körper Energie aus Zucker. Glucose wird unter Zuhilfenahme von Sauerstoff zu dem Energielieferant ATP umgewandelt. Sind aber für einen längeren Zeitraum keine Kohlenhydrate zur Energiegewinnung gegeben worden, muss der Körper sich anderweitig helfen. Genau hier kommt die Ketose auf den Weg. Sobald die Energievorräte des Körpers aufgebraucht sind, beginnt in der Leber die erklärte Ketogenese. In diesem

Stoffwechselzustand wandelt der Körper Fette und Proteine als die primären Energielieferanten um.

Der Prozess der Ketose beginnt nur, wenn die Glucosespeicher vollständig leer sind. Das heißt, es dürfen weder Kohlenhydrate aus der letzten Mahlzeit, noch gespeicherte Kohlenhydrate (Glykogenvorräte) in Muskeln und Leber vorhanden sein. Die Ketose tritt nur ein, wenn wirklich alle zugeführten Kohlenhydrate bis aufs letzte aufgebraucht sind.

Ketose und Mundgeruch gehen oft miteinander einher. Gerade bei der Umstellung auf die Ketose ist Mundgeruch nicht selten. Das liegt an dem Aceton in der Ausatemluft. Nach einiger Zeit lässt das allerdings nach. Je effizienter die Ketogenese wird, desto weniger Aceton fällt an.

Wie kommt man in die Ketose. Den Stoffwechselzustand der Ketose kann man auf verschiedenen Wegen erreichen. Mit Paleo muss die tägliche Kohlenhydratzufuhr reduziert werden und die Hauptenergie aus Fetten gewonnen werden. Das ist übergeordnet die Ernährungsform bei der man sich automatisch ketogen ernähren wird und zwar langfristig.

In die Ketose wird geschalten wenn man

- mehr als 24 Stunden fastet und sich danach nach Paleo ernährt.
- über einen Zeitraum von mindestens einer Woche die tägliche Kohlenhydratzufuhr auf unter 50 Gramm senkt und die Energie primär aus Fetten gewinnt.

Allerdings ist man nicht mit Fasten in der Ketose. Was aber einsetzt ist, dass der Körper nach ca. 16 Stunden ohne Essen vermehrt Energie aus Fett verbrennt und der Fettstoffwechsel trainiert wird. Deswegen das angesprochene Stoffwechseltraining. Das merkt man unter anderem daran, dass man nach einer gewissen Gewöhnungszeit bald keinen Hunger mehr auf Kohlenhydrate hat. Damit der Körper vollständig auf Ketose umstellt, müssen aber auch die Glykogenspeicher, also die Kohlenhydratvorräte des Körpers, leer sein. Das ist je nach Fitnesszustand ca. 24 Stunden ohne Energiezufuhr der Fall. Sobald der Körper merkt, dass erstmal nicht mehr mit Kohlenhydraten zu rechnen ist, beginnt die Umstellung in die Ketose. Jetzt beginnt die Bildung der Enzyme, die wie angesprochen für die Umwandlung von Fettsäuren in Ketonkörper notwendig sind.

Wie lange dauert es bis zur Ketose. Bis der Körper sich komplett auf Ketose umgestellt hat, dauert es im Schnitt 5 Tage. Um dauerhaft auf den ketogenen Stoffwechsel umzustellen, muss man sich konsequent Paleo ernähren und die Grenze von 30 bis 50 g Kohlenhydraten täglich strikt beachten.

Die häufig befürchtete anfängliche "Low-Carb-Grippe" ist nichts anderes als eine Wechselzustand und ein häufiger Begleiteffekt der Umstellung vom Glucosestoffwechsel auf Ketose. Es wird hier oft gewarnt das dies gefährlich sei, aber es gibt Entwarnung. Dies ist ein Wechseleffekt. Da der ungewohnt niedrige Blutzuckerspiegel den gespeicherten Rhytmus durcheinander bringt. Das kann sich auf verschiedenste Weise zeigen. Kreislaufschwäche, Kopfschmerzen und Magenprobleme sind die häufigsten Symptome der Low-Carb-Grippe. Diese Beschwerden sollten verschwinden, sobald die Ketose ein paar Tage läuft. Nur das es nicht wirklich um einen komplett neuen Zustand geht. Sondern den Urzustand der durch die Ketose kommen wird.

Ketose messen.Wie merkt man, dass man in der Ketose ist. Nachdem man alles getan hat, um in die Ketose zu kommen. Ist es sinnvoll, auch zu messen, ob das wirklich geklappt hat. Es gibt Methoden, die auf dem Körpergefühl basieren und Messmethoden, die die Ketose an sich messen. Mit viel Erfahrung in der Ketose und im Wechsel von Glucosestoffwechsel und Ketose, zu seinem eigenen Körpergefühl ist die Körperwahrnehmung immer der beste Indikator. Hier muss man sich aber bereits auf die Intuition verlassen können. Hierzu gehören Faktoren wie

- Sättigung die noch lange nach den Mahlzeiten anhält
- geregeltes Hungergefühl
- erholsamer Schlaf_über Nacht und Fokus über den Tag, also die Balance zwischen Melatonin Serotonin
- leichter fruchtiger Mundgeruch, die Mundflora ist in Balance mit der Darmflora

Für Anfänger, ist es sinnvoll folgende Methoden für die Ketosemessung zu nehmen

- Keto-Sticks
  Mit Keto-Sticks misst man den Gehalt der Ketonkörper im Urin. Um eine Aussage mit Verlass treffen zu können, muss dies mindestens 7 Tage lang täglich getestet werden.
- Atmemessgerät
  Noch genauer als Keto-Sticks ist das Atemmessgerät. Der leicht fruchtige Mundgeruch in der Ketose entsteht durch die erhöhte Acetonkonzentration in der Ausatemluft.
- Bluttest
  Die Messung der Ketonkörper-Konzentration im Blut ist die präziseste Methode, um herauszufinden, ob man in der Ketose ist.

Wenn man längere Zeit nichts isst, gibt der Magen das Hormon Ghrelin ab. Ghrelin wird auch "Hungerhormon" genannt. Es meldet dem Gehirn zurück, dass jetzt Zeit ist, etwas zu essen.

Der Stoffwechsel eines jeden Menschen ist höchst individuell und komplex. Am besten mekrt man aber selbst, wie gut du mit längeren Essensunterbrechungen klar kommt. Während der Ketose ist man dann dauerhaft im Fettverbrennungsmodus. Die Fabrik läuft auf Hochtouren durch die fleißigen Ketonkörper.

Wer sich zu ketogener Paleo Ernährung entscheidet, achtet oft bewusst auf seine Kalorienzufuhr. Während der Ketose kommt die Kontrolle über einen stabilen Blutzucker- und Insulinspiegel zurück. Der Insulinspiegel ist eng an die Nahrungsaufnahme und insbesondere an alle Formen von Zucker geknüpft. Je höher der Blutzuckerspiegel wird, desto mehr Insulin wird ausgestoßen.

Damit der Blutzuckerspiegel wieder gesenkt wird, dass der Zucker entweder sofort zu Energie (ATP) umgewandelt oder als Glykogenvorrat in Leber und Muskeln gespeichert wird. Müssen schnelle Anstiege und rapide Abfälle des Insulinspiegels für Heißhungerattacken ausgeschlossen werden. Aber genau dieses Verlangen nach mehr Zucker, wird in der Ketose unterbrochen. Durch die fehlende Zufuhr von Kohlenhydraten bleibt der Blutzuckerspiegel komplett stabil und genau das ist nicht nur gesund, sondern auch der eigentliche Effekt der langfristig bleiben soll. So das man mental mitsteuert und weiß, man muss jetzt gar nicht essen.

Der mentale Aspekt ist dank der gleichmäßigeren Energieversorgung in das Gehirn einer der eintscheidenen Erfolgsfaktoren und genau dieser Faktor ist messbar. Denn es bleiben plötzliche mentale Leistungstiefs komplett aus. Damit kann man sich besser und länger auf eine Sache fokussieren. Während man sich in der Ketose befindet oder auf die Ketose hinarbeitet, isst man automatisch weniger Zucker und vermeidet entzündungsfördernde Effekte. Da man jetzt ganz natürlich gemerkt hat, wie der mentale Aspekt miteingewirkt hat.

Bei dem alltäglichen Laufen, Fahrradfahren oder Wandern, also bei moderater Bewegung im aeroben Intensitätsbereich, verbrennt der Körper ab jetzt gezielt Fett. Vor allem je besser er an die Ketose gewöhnt ist, desto effizienter läuft auch die Energiegewinnung aus Fett. Der Körper läuft dann dauerhaft im Wohlfühlmodus. Von der Reduktion von oxidativen Stresses, über Gewichtsabnahme und schnellere Energiebreitstellung bis hin zu diversen positive Auswirkungen auf die Gesundheit des Gehirns und die Behandlung von Alzheimer und Erkrankungen. Haben auch Hochleistungssportler, die in der Ketose Rekordleistungen im anaeroben Intensitätsbereich verstanden, was es bedeutet wenn Fettsäuren primär als Energiequelle genommen werden.

Wer sich langfristig ketogen ernährt oder mit ketogenen Aspekten befasst, wird aber immer wieder schnell festestellen das es ohne Spezialisten nicht geht. Deshalb ist es notwengig jemanden zu haben der absolut emphatisch ist. Denn was man isst, ist eine sehr persönliche Entscheidung. Es beeinflusst, wie du man sich fühlt, was man leisten kannt, wie gut man regeneriert und wie gesund man ist. Nicht zuletzt ist Essen im sozialen Kontext auch identitätsfördernd. Also sehr intim. Gerade was den ethischen Aspeket an geht, ist es ein Balanceakt, zu verstehen das der Umwelt zuliebe darauf zu achten ist. Das alle tierischen Produkte in hochwertigster Bio-Qualität aus artgerechter Haltung zu kaufen sind. Damit dies keine Zweifel hinterlässt hat man immer Rücksprache mit der Begleitung. So das man sich irgendwann sicher sein kann, alleine alles richtig zu machen. Damit die anfänglichen Stolpersteine ausbleiben und auch wirklich alles wichtige umgesetzt wird, stellt dir die Begleitung einen Grunbdplan für die ketogene Paleo Ernährung zusammen. Wie eine To Do Liste.

Damit das auch wirklich umgesetzt wird, sollte man nach 6 Wochen durchhalten den weiteren Weg selbst ohne Hilfe von außen meistern . Gerade wie es einem nach welchem Lebensmitteln geht. Wann ist man voller Energie. Wann ist man müde oder aufgebläht. Wie steht es mit der Verdauung etc.! Kommt es zu Nährstoffdefiziten und einem Übermaß an gesättigten Fettsäuren, ist nicht die Ketose schuld, sondern die Ernährung. Bedeutet man hat noch nicht alles richtig gemacht.

Wie der richtige ketogene Paleo Ernährungsplan aussieht, ist absolut individuell zu behandeln. Denn es kommen so viele Faktoren in Frage, an die man selbst so nicht denken würde. Die aber wesentlichen Einfluss haben in Bezug auf Verdauung, Ziele, Kalorienumsatz und Lebensstil.

Um wirklich in die Ketose zu kommen, muss sich an die Verteilung der Makronährstoffvorgaben der ketogenen Paleo Ernährung gehalten halten. Richtwerte für die Aufteilung sind in Prozent etwa

- 75 % Fette
- 20 % Protein
- 5 % Kohlenhydrate

Gerade wenn noch Muskelaufbau zu dem abnehmen dazu kommt, muss in dem Ernährungsplan entsprechend ein Kaloriendefizit oder einen Kalorienüberschuss mit eingeplant werden. Hier ist Timing natürlich alles und bedarf starker Kontrolle. An der Qualität von Lebensmitteln zu sparen, bedeutet immer negative Konsequenzen für andere Menschen, Tiere, die Natur und vor allem die Gesundheit. Je hochwertiger die Lebensmittel sind, desto höher ist auch die Nährstoffdichte. Folgende Kriterien bei der Auswahl der Paleo Ketose Lebensmittel sind:

1. Bio-Qualität
2. Frische
3. Eier aus Freilandhaltung
4. Tierische Produkte aus Freilandhaltung oder regionales Wild
5. Fisch aus nachhaltigem Wildfang
6. Ein Bauernhof des Vertrauens ist die beste Quelle

Während der Ketose machen Fette ca. 75 % der gesamten Energiezufuhr aus. Deswegen müssen sie besonders gesund sein. Die Öle Kokosöl, Leinöl, oder Olivenöl. Auch Ghee, geklärte Butter, sind perfekte Lebensmittel für die Ketose.

Gemüse ist für die ketogene Ernährung das Non Plus Ulta. Da aber manche Gemüsesorten echte Kohlenhydratbomben sind, ist es essentiell bei dem

Gemüse genau hinschauen. Je mehr Stärke ein Gemüse hat, desto mehr Kohlenhydrate hat es auch. Süßkartoffeln, Kürbis und Karotten sollten dann auf den Teller kommen, wenn man an diesem Tag die sonstige Kohlenhydratzufuhr genau im Blick hat. Obst enthält neben vielen Vitaminen und Mineralstoffen ebn auch viel Fruchtzucker. Bedeutet die Kombination wäre hier ungünstig und nicht Paleo. Avocado und Nüsse liefern neben Fett auch hochwertige Proteine. Das Gleiche gilt für gesunden Fisch. Auch regionale pflanzliche Lupinenprodukte haben oft ein gutes Verhältnis von Protein zu Kohlenhydraten. Kommt das Protein aus tierischen Lebensmittel, wie Eiern, Quark, oder Fleisch ist darauf zu achten das die Produkte aus Weidehaltung in höchster Bio-Qualität sind. Protein Shakes sind in der ketogenen Paleo Ernährung die ideale Protein Zufuhr für zwischendurch. Gerade wenn es eben noch zusätzlich um Muskelaufbau geht. Denn hier ist es unverzichtbar extra Protein zuzuführen. Dies ist mit der allträglichen Ernährung nicht abdeckbar. Hier ist absolut darauf zu achten wirklichen hochwertige Pulver von namenhaften Herstellern zu kaufen. Zu dem ist es entscheidend welches Protein Pulver, zwischen Whey Isolat, Konzentrat zu Casein oder Mehrkomponenten Protein ist das Ziel absolut entscheidend. Damit zum richtigen Moment am Tag auch wirklich das Richtige zu sich genommen wird. In Kombination dazu machen Omega 3 Kapsen absolut Sinn.

Wenn man härter trainieren muss oder allgemein mehr Leistung beim Sport bringen muss, um auf das nächste Level zu kommen gibt es eben Nahrungsergänzungen. Aber wie der Name schon sagt, es sind Ergänzungen zu der Ernährung an sich. Sobald man verstanden hat welche Lebensmittel wieviel von denMikronährstoffe wie Vitamine, Mineralien und Aminosäuren transportieren. Versteht man welches Produkt zusätzlich supplementiert werden soll. Aber auch hier ist es ein Dschungel in dem man sich verlaufen kann oder wie ein riesiges Meer in dem man nicht Orientierung hat. Deshalb langt es sich wirklich auf das Wesentliche zu konzentrieren.

2.8 Mediterrane Vielfalt

Nachdem jetzt die Paleo und die Ketose einen wichtigen Schritt dargestellt haben den man erreicht geht es darum einen Schritt weiter zu gehen. Nämlich für den Urzustand. Wie ja bereits erklärt kann durch die Paleo Ernährung die DNA Aktivierung kommen und der Körper wie mit Wasser kommunizieren. Da einzelne Frequenzen in den Lebensmitteln abgespeichert sind. So kommt es das wenn das Bewusstsein immer besser geworden ist und man die inneren Rückmeldungen immer besser versteht auch sein Essen immer besser versteht. Also auch eine Rückkopplung entsteht. Wie eine Art Abtastung zu dem was zugeführt wird.

Nun geht es darum wie sehr man das erweitern will und hier kommt die Vorstellungskraft. Wenn man sich nun einfach vorstellt, es existieren keine Autos, keine Großstädte, keine öffentlichen Verkehrsmittel und keine Industrieobjekte. Wenn dann dieser Raum den Dschungel darstellt und hier wilde Gefahren lauern voll mit Tieren und man ein bisschen seine Phantasie nutzt. Dann geht das dem einhier wie die DNA Aktivierung der Nahrung zusammen mit der Visualisierung zusammen arbeitet. So das man nun als Jäger unterwegs ist und sein eigenes Körper Vehikel durch die Umgebung steuert. So kommt es auch das naturbelassen ohne fremde Einwirkung eine spannende Abenteuerreise den nächsten Schritt einleitet. Die Naturverbundenheit kommt hinzu und man fühlt sich lebendiger denn je. Man möchte sich viel mehr unter freiem Himmel bewegen und genau so sein Essen nach Hause holen. Also in die eigene Höhle. Man simuliert nun was Praxis werden soll.

Währen man sich wieder an diesen eingespeicherten Zustand erinnert kommt Stück für Stück der Urzustand zurück und man erlebt was es beduet viel wiederstandsfähiger zu werden gegenüber den Einflüssen die einem von außen Stress bereiten. Dies ist in der Großstadt natürlich einiges, aber es sollte immer wieder das Ziel sein, befreit nach hause in die Höhle zu kommen. So das auch das Essen befreit zu sich genommen werden kann. Das hat natürlich wesentlich Einflüsse und ist eine ganz andere Art an Nahrungsaufnahme. Zuerst hat man gekämpft und dann kann man in Ruhe genießen wofür man gekämpft hat. Dies bringt auf den Weg immer mehr dafür zu sorgen so beim Essenstisch anzukommnen. Dies bringt logischerweise die Life Balance nicht nur an einen ganz anderen Zustand. Sondern auch enrome Vorteile wenn man mit seinem Partner zusammen wohnt oder mit seiner Familie.

Denn es geht um ankommen, etwas was viel zuwenig im Fokus steht. Da die schnellliebige Zeit den Rhytmus bringt immer schneller zu erleben, während man am Leben vorbei lebt. Hier muss man kein Nahrungsexperte sein, dass dies nur günstig ist bei der Nahrungsverwertung. Wenn man den Körper exakt darauf trainiert. Wenn das dann trainiert wurde und es Praxis geworden ist hat dies wiederrum wesentliche Vorteile für die Work Life Balance. Wenn man schon jemand ist der innerlich seinen Job gekündigt hat, dann ist es wie ein Burn Out das mit sich herum geschleppt wird. Also ziemlich ungünstig für das was gerade über die neue Life Balance beschrieben wird. Also geht es darum soweit möglich seine neuen Erfahrungen als Antreiber zu nutzen, die einem helfen mehr Energie zu schöpfen für die Arbeit. Gerade wenn man über den Tag nun natürlich nicht so in diesem Zeitmanagement ist wie zuhause, ist es von nöten sein neues Ernährungsverhalten sozialverträglich für sich beizubehalten. Das auch in der Arbeit alles auf das Ziel ausgrichtet wird.

Ohne Vorbereitung der Speisen und Snacks geht dies natürlich nicht, aber es soll jetzt eben darum gehen das eroberte körperliche Bewusstsein nicht wieder durch den Arbeitsalltag zu verlieren. Sonst wäre die gesamte Arbeit umsonst. Gerade da stressgeprägte Gedanken die in die Endlosschleife kommen die nicht abgearbeitet werden einen großen Einfluss auf den Körper haben. So ist es wichtig das die Arbeit nicht das Gefühlsleben beherrscht. Wenn dies bereits der Fall ist dann ist es absolut notwendig mal zu hinterfragen was falsch läuft.

Denn Stressfaktoren in der Arbeit hat jeder, aber es kommt eben drauf an in wiefern man noch bereit ist dies über alles zu stellen. Denn wenn dies schon der Fall ist dann wird man in keinster Weise gewillt sein, seine Ernährung auch in dem Arbeitsalltag noch konstant weiter fortführne zu wollen. Das auch an diesem Platz eine Routine daraus geworden ist. Also ist es notwendig zu hinterfragen ob man bereits körperlich komplett ausgezerrt ist so das Stressfaktoren einen sofort aus der Bahn werfen. Wer sich also bereits privat mit seiner neuen Life Balance ein Umfeld geschaffen hat das als Antreiber hilft der kann so auch viel leichter mit dem Berufs Alltag einen kleinen inneren Frieden erhalten. Der schon sehr bald einem immer mehr hilft aus dem Burn Out in eine Aufwärtsspirale zu kommen. Denn natürlich ist es nicht ratsam wenn man ständig Sorgen in die Zukunft hat in Bezug darauf das die Arbeit einen auszerrt und es eigenlich nur um ertragen geht. Daraus folgt nämlich wieder emotionales essen und wirft einen wieder aus der Bahn was man sich mit dem Urzustand erbaut hat. Also geht es darum auch hier standhaft zu bleiben und Veränderungen in soweit zu erwirken das Paleo die Work Life Balance mitbestimmen können.

Die mediterrane Auswahl über internationale Gerichte bringen viel das Gefühl von Mittelmeer, also einem Flair der einem Urlaub vermittelt. Man kann hier kreativ sein und Gerichte aus Griechenland, Italien, Spanien etc. mit Paleo zu verbinden. Diese Erweiterung bringt einem eine enomre breite und tiefe Auswahl. Bei der man immer mehr abwandeln kann was mit Fett und Protein alles möglich wird. Verschiedene Aromen bringen Gaumenfreuden die man nicht mehr missen möchte. Gerade wenn dann noch die Welt der Kräuter hinzu kommt wird die mediterrane Küche die an sich schon gesund ist noch mehr angehoben. Zudem ist bei der mediterranen Küche auch genaus das dabei worum es ja bei der Ketose und bei Paleo geht. Denn mit reichlich Gemüse, Fisch, Fleich und dem Bewusstsein über den Kohlenhydrat Ansatz gegenüber Fett als primäre Energiequelle kann wunderbar kombinieren. Was Paleo und die mediteranne Küche zu bieten haben. Man spricht dann hier von kulinarischer Körperintelligenz. So wird intuitives Wissen genannt bei dem man ganz genau weiß wann man welches Lebensmittel benötigt.

Ab dem Zustand geht es um viel mehr Selbstliebe und dies nimmt der Körper natürlich dankend entgegen. Das Bauchgefühl spielt eine große Rolle wenn man isst, wenn man sich also immer mehr auf diese Intelligenz verlässt. Ist man mit seinem zweiten Hirn dem Darm bestens befreundet, hier kommt Freude beim Essen. Sowie es zum Beispiel viel in Italien und Spanien der Fall ist und völlig normal ist so zu essen. Wenn also Darmhin und Kopfhin bestens befreundet sind dann hat man genau dieses itlainische Flair am Tisch. Gerade die Magen Darm Flora und die Selbstliebe sind Komponenten wesentliche Einflüsse haben wie man sein Essen verwertet und verdaut. Leichtigkeit bringt Leichtigkeit in den Bauch. Das ist allein schon Selbstliebe, denn dies überträgt sich auf das Selenleben.

Wenn man also Zeit in Gesundheit investiert und dieses Investment strategisch angewendet wird, dann geht es bei Ernährung um Selbstliebe. Hier geht es um die Faktoren Selbstrespekt, Selbstachtung und Selbstzuwendung. Drei wesentliche Faktoren die man sich selbst geben muss um Selbstliebe zu erlangen. Das hat nichts damit zu tuen das ein anderer das einem geben wird geschweige denn beibringen wird. Man kan es abschauen und für sich adaptieren aber niemals wird eine Person von außen dafür verantwortlich sein das man das selbst bekommt. Deshalb ist es immer großartig mit Ernährung anzufangen. Wie sich dann Selbstliebe nach außen äußert ist wesentlich im Verlauf mit Beziehungen, Freundschaften und dem was einen extrinsisch erfüllt. So kann der intrinsische Faktor mit dem extrinsischen Faktor zusammen harmonieren und gegenseitig erfüllend einwirken. Denn auch das größte Geld macht nicht glücklich wenn man intrinsich nicht genug Erfüllung hat. Hier kommt oft die Verwechselung von Egoismus. Aber jeder einzelne Mensch benötigt für einige Zeit eine Ausrichtung die dazu führt Zeit, Selbstliebe nur für sich zu beanspruchen. Sonst kann nie die Zeit entstehen was man für Selbstachtung, Selbstrespekt und Selbstzuwendung benötigt.

Gerade für Körperbewusstsein ist dies elementar wichtig und bringt das Selbstbild bei dem eben Erwartung und Realiät auseinander gehen. Natürlich kommt hier auch Fitness hinzu, bedeutet um die Lücke zu schließen was man sich wünscht ist Ernährung und Fitness unverzichtbar. Blockaden die sich am ganzen Körper manifestieren haben alle einen bestimmten Hintergrund. Man muss sich also bewusst machen was die belastenden Themen sind ohne sie aufzuschieben da es einem zu unangehem ist. Denn das macht das Ganze noch schlimmer, sondern geht sie Stück für Stück an. Wenn es sehr tiefgehend ist dann mit einem Experten an der Seite. Aber der Drang nach Veränderung ist mit dem Stück verbunden altes schlechtes hinter sich zu lassen und dann komplett frisch in das zu starten was einen erfüllen wird. Natürlich kann dies auch gleichzeitig passieren, nur wird dann das postive Gegengewicht dafür genutzt sich Ausgleich zu verschaffen. Dass frisst immer wieder Ressourcen. Das kostet natürlich viel Zeit und Energie. Die man ja eigentlich für das Erfüllende haben sollte. Wenn dies nicht mehr gegeben ist fragt man sich irgendwann, wofür kämpft man eigentlich und stellt dies ein. Dadurch bleibt dann auf der Strecke was man sich vorgenommen hat, nämlich der Drang zur Veränderung. Hier beginnt die Frustration die dann auch wieder in emotionalen Essen landet. Deshalb ist es essentiell bei Paleo so strikt zu bleiben das emotionales Essen komplett ausbleibt.

Gerade wenn man sich schon gar nicht mehr vorstellen kann ständig glücklich zu sein ist die Versuchung groß das emotionale Essen hinzuzufügen. Als Ersatzkomponente. Wenn die Seele mit Glaubenssätzen überdeckt wird dann geht es immer weg von Selbstliebe. Also ist die Hier und Jetzt Gegenwart und die Zeit dafür immer durch Ernährung und Selbstliebe zu finden. Immer mehr wird dies spührbar wenn man es bewusst erleben will. Gerade dann funktioniert es auch. Dann offenabrt sich immer mehr und die Zeit die man sich gar nicht mehr gegeben hat, wird immer kostbarer. So das man versteht das ist nicht egoistisch. Das ist einfach nur das was der Körper die ganze Zeit gebraucht hat. Gerade dann wenn das Urlaubgsgefühl mit der Ernährung zusammen immer bleiben soll, hat man sich selbst schon das gegeben. Das Leichtigkeit und Körper zusammen in Einklang kommen werden.

Dies in Kombination mit der kulianrischen Vielfalt erfüllt die Höhle postiv und lädt sie energetisch auf. So das man eine Tankstelle zuhause hat, bei der man immer wieder neu schöpfen kann und sich aufladen kann. So das die Speicher genau an dem Platz der Entspannung voll werden. Erst dann ist auch das Couch Erlebnis wirklich erfüllend und man erlebt einen Fernseh Abend viel bewusster. Wenn dann noch der passende Paleo Snack dazu kommt um die Ketose am laufen zu halten. Dann hat man alles richtig gemacht. Selbstgemachte Paleo Nachos mit Guacamole oder Nüsse sind für so einen Abend goldwert und erweitern das Ganze noch mehr auf die Ausrichtung die kulinarischen Körperintelligenz. Der Schlaf danach ist logischerweise auch ein ganz anderer, denn mit vollen Akkus und dieser bewussten Wahrnehmung ermöglich eine Schlafqualität für beste Regeneration. Meditativ aktiv in den nächsten Tag zu starten ist der energiegeladene Beginn der durch Schlaf Qualität wesentlich geprägt ist. Hierzu gehört es eben auch ein gesundes Verdauungssystem zu haben. Wenn man mit seinem zweiten Hirn in bester Freundschaft ist, hat man schon viel dafür getan. Das dies auch so sein wird.

3 Diät oder nicht Diät

3.1 Stoffwechseltraining

Was absolut klar ist, eine Diät ist ein Zyklus. Eine Ernährungsform eine Entscheidung und von da aus ist es niemals gesund eine Diät das gesamte

Leben zu haben. Exakt deswegen ist Paleo als Ganzes keine Diät. Um nun den Unterschied zu zeigen was zwischen Diät und Stoffwechseltraining, wirklich vor sich geht ist der langfristige Fokus im Vordergrund. Denn jede Lebenslage hat verschiedene Einwirkungen auf unser gesamtes System und benötigt verschiedene Mitwirkungen. So das Einwirkung und Mitwirkung synergetisch ausgeglichen sind. Genau hier kommt Stoffwechseltraining auf den Plan. Den Stoffwechsel anregen und Stoffwechseltraining sind komplett zwei verschiedene Welten, werden aber oft verwechselt. Das Eine hat mit dem anderen nichts zu tuen.

Damit ein Mechanismus im Körper sich langfristig schnell umstellen kann benötigt er verschiedene Härtegrade. Ein Praxisbeispiel wäre wenn man für ein Foto Shooting am Tag X die beste Form haben muss. Dann ist viel Training davor gefragt sich schon mal einstellen zu können wie sich das anfühlt. Genau das speichert der Körper ab und so kann man es zu einem späteren Punkt abrufen. Es ist also eine Art Prüfung bei der man sich selbst prüft, wo man steht. Die Rechnung ist klar, je öfter man sowas trainiert desto mehr Routine erhält man. Was für den einen das Foto Shooting ist, ist für den anderen eine besonders stressige Situation die sich öfters im Jahr wiederholt. Es geht also um Peak Performance für den Tag bei dem man die Energie abruft. Zwischen diesen Zeiten ist der Körper immer vorbereitet und genau das macht das Große Ganze aus. Das Gefühl vorbereitet zu sein ist der entscheidende Vorsprung.

Wenn man das jetzt mit dem Steinzeitprinzip vergleicht worum es im wesentlichen bei Paleo geht, dann ist das genau der Ansatz des entscheidenden Vorsprungs. Eingespeicherte Mechanismen die dem Körper immer zum richtigen Zeitpunkt den entscheidenden Impuls geben. So verbindet man Energiebereitstellung, Zeitpunkt und Vorbereitung zu einer Routine. Es geht also auch hier um den langfristigen Weg immer in Bereitschaft zu sein, während es bei einer Diät um einen kurzfristigen bis mittelfristigen Weg geht. Denn wenn das Ziel erreicht ist hört auch die Diät auf. Das ist bei

Stoffwechsel Training eben nicht so. Für viele ist komplett unvorstellbar wenn alle Lebensmittel Märkte auf der ganzen Welt geschlossen hätten und man mal für eine gewisse Zeit absolut nichts zu essen und zu trinken hat. Aber der Körper ist auf viel mehr eingestellt also so etwas. Auch wenn es nicht so ein Extrem in der Art ist, sich selbst einzustellen auf einen Modus der geistig gesteuert dem Körper vor gibt. Das ist nicht für immer. Dann ist ein Bewusstsein vorhanden bei dem Reserven wie ein drehendes Rad immer Stück für Stück mal schneller drehen und mal langsamer. Genau so wird Energiemanagement betrieben. So powert man sich nicht zu sehr aus sondern weiß jetzt ist Zeit das Rad langsamer zu drehen. Was zuerst unterbewusst passiert ist dann nach und nach ein bewusster Prozess.

Denn genau für diesen Schritt ist die Ketose eben ausgelegt und jemand der jetzt den roten Faden immer verinnerlicht hat kann nachvollziehen, dass dies alles auf sich aufbaut. Es wäre halb, Stoffwechseltraining nur auf Fitnesstraining zu beziehen. Das ist eine Komponente. Aber wenn es wirklich richtig ablaufen soll, dann ist diese Komponente am Schluss hinzuzufügen bzw. im Anschluss so das man erstmal Körperbewusstsein für einen neuen Prozess hat und dann mit Fitness dazu steuert. Das kann dann so aussehen das genau das die Reserven geschont werden bis die Fitness Einheiten einsetzen. Das setzt aber voraus das man bereits sich komplett einen Lifestyle angeigenet hat der auf Fitness ausgelegt ist. Das zu 100% fahren wollen die wenigsten, aber genau die wenigen wissen eben warum sie es zu 100% machen. Was in keinsterweise bedeutet das das Stoffwechseltraining jetzt nur für diese Zielgruppe gedacht ist. Es ist lediglich die Schonung der Erfolge die man bereits durch Stoffwechseltraining erhalten hat. Dieser ganz leichte Egoismus ist extrem wohltuend für den Körper. Denn so genießt man worauf man hintrainiert hat.

Jemand der jetzt einfach nur körperlich fit sein möchte der ist für seine persönliche Ausgangslage auch vorbereit durch Stoffwechseltraining und kann z.B. bei einer stressigen Woche in der Arbeit seine Reserven besser schonen und weiß wenn eine Aufgabe ansteht, die mehr Konzentration benötigt. Genau hier ist seine eigene Peak Performance dann für diesen Zeitpunkt abrufbar.

Metabolisches Feintuning ist die Bioverfügbarkeit von Nährstoffen so hochzuschrauben das sich daraus ein vollendeter Kreislauf ergibt. Genau das ist das Ziel von Stoffwechseltraining und das ist für jeden gedacht. Denn jeder kann noch besser auf sich achten und muss nur wissen wie. Für das persönliche Warum danach ist eben die Motivation da. Warum man das Ganze überhaupt macht. Aber es steht ausser Frage das egal wie intensiv man es betreibt für sich selbst entschieden hat. Ich mache das nur für mich selbst. Das wird einem dem Körper wiederum danken, man gibt dem Körper also eigentlich nur zurück was er dann mit Dank für den Leistungstag mit Energie zurück gibt. Denn den Stoffwechsel anzukurbeln und den Energieverbrauch zu erhöhen ist ein ganz anderes Ziel. Macht man das zu lange ist es eben auszehrend und zieht Kräfteverfall nach sich. Daraus ergibt sich das man zu viel eigene Energie verbraucht so das man nicht mehr das Bewusstsein hat wann die Akkus leer sind. Genau dem wirkt Stoffwechseltraining entgegen. So erhält man viel früher Warnsignale die einem sagen jetzt ist es genug. Energieverbrauch und Energiemanagement sind unbedingt zu beachten und bilden die Brücke beim Stoffwechseltraining. So das man sich immer mehr kennenlernt und mit dem gut umgeht was einem der eigene Körper gibt und bereitstellt. Dies zieht mehr Leistungsfähigkeit nach sich und genau das merkt man eben. So fällt es einem wesentlich leichter was anderen eine Last ist. Um das Ganze jetzt noch mehr zu verfeinern ist die Komponente Zeitmanagement wesentlich. Energiemanagement und Zeitmanagement bringen noch mehr Leistungsverfügbarkeit wenn es genau drauf ankommt. Wie im wesentlichen Zeitmangement aussieht muss hier nicht erklärt werden. Das ist für jeden Typ anders und einfach nur ein Management wie ein Stundenplan der zu erst theoretisch gehalten wird und dann durch die innere Uhr geregelt wird. Dies ist der Kompass. Dies ist wesentlich geregelt durch dunkel und hell. Will man also immer mehr helles in seinem Leben hat dies Einflüsse auf die innere Uhr. Biologischer Rhytmus und was einem Freude bereitet zu managen ist eine Art Zeitumstellung. Was wiederum auch zu dem Urzustand führt. Also hand in hand mit Paleo. Damit also alles synchron läuft ist unser Gesamtorganismus wie ein riesiges Uhrenwerk das ständig neu synchronisert wird. Je mehr man sich damit befasst desto mehr versteht man die metabolischen Zusammenhänge die damit zusammenhängen. Wenn man also mit der Zeit geht und daraus sich mehr und mehr nutzen macht, dann merkt man das Stoffwechseltraining sehr vielschichtig ist.

Diese Zeit ist wie ein Bankkonto. Bei dem man jetzt auf den Kontoauszug schaut und sieht das man im minus ist. Also ist es schleunigst Zeit aus dem Minus ins Plus zu kommen, damit sich ein Guthaben ansammelt. Genau dieses Guthaben ist die Gesundheit. Das lässt man sich ausbezahlen in Form von Lebensenergie. Je größer das Guthaben desto größer die angesammelte Lebensenergie. Von Jahr zu Jahr bis zum Tot ist es notwendig dieses Konto zu pflegen und es so zu balancieren das das angesammelte Guthaben mehr wird, während man sich ständig auszahlen lässt. Der Puffer ist die Reserve die einem zur Verfügung steht wenn die Hungerphase einsetzt. Als erfolgreicher Mensch mit so einem Konto ist man in den Reichtum gekommen von Gesundheit, als höchstes Gut neben den materiellen Werten. So reich bis in das späte Alter zu kommen ist sehr erstrebenswert. Wenn nur ein bisschen dieser Ambition erhalten bleibt ist dies schon sehr viel wert.

3.2 Regulierung von metabolischen Prozessen

Die Regulierung von metabolischen Prozessen ist der nächste Schritt nach dem Stoffwechseltraining bzw. mit dem Stoffwechseltraining, da es ja langfristig bleiben soll. Wie dies im wesentlichen aussieht wird in diesem Kapitel erklärt. Es ist so zu sagen das Leben, nach dem sich Paleo mit der Ketose und Stoffwechseltraining sich fest etabliert hat. Dieser Entwicklungsschritt ist verbunden mit sich festlegen. Also ob es ein fester Bestandteil bleiben soll, sich dagegen zu entscheiden wäre äußerst schlecht. Denn jetzt beginnt die Regulierung von metabolischen Prozessen. Da Kohlenhydrate sekundär als Energielieferant genutzt werden und nun Fettsäuren der Haupt Energielieferant sind, hat man sich ein festes Fundament aufgebaut. Es bildet die Basis. Natürlich ist es nun wichtig diese Basis auch zu erhalten. Die Bauschpeicheldrüse erholt sich und muss nun nicht mehr so hart arbeiten. Die Schilddrüse kommt immer mehr in das Gleichgewicht. So das man keine Unter oder Überfunktion befürchten muss. Das extrem wichtig ist als Schild gegen freie Radikale von außen. Der Weg Glukose für das Hirn bereit zu stellen ohne Kohlenhydrate von außen ist gesichert.

So langsam aber sicher reguliert sich alles ein und Stoffwechelvorgänge sind im Gleichgewicht mit den Ketonkörpern als die Fabrikarbeiter. Der Paleo Effekt hat eingesetzt und das langfristig. Diese Gegenwart sollte jetzt auf das nächste Level kommen und zwar mit flexible Carb. Wer sich erinnert, ich habe das bereits am Anfang mal kurz erwähnt. Aber jetzt geht es in die Tiefe von dem Paleo Effekt und flexible Carb. Flexi Carb bezieht sich an sich, auf den Ansatz der Überernährung und der Fettleibkeit entgegen zu wirken. An dem Punkt ist man hier zwar nicht mehr. Aber es ist extrem wesentlich zu verstehen. Das eingespeicherte Muster immer wieder kehren können. Da dies wie der Urzustand auch eingespeichert ist. Bedeutet es kann immer wieder dazu kommen rückfällig zu werden. Sich so zu ernähren wie es davor war. Das ist ein schleichender Prozess.

Was flexi Carb eben so großartig macht ist zu dem wie es funktioniert mit dem earbeiteten Zustand, dass es um mediterran genießen geht. Mit Kohlenhydraten anpassen und schlank und gesund bleiben. Jetzt wird man zuerst sagen. Das kennt man doch alles schon und das habe ich doch schon erklärt. Aber genau hier ist die Lücke. Denn es geht jetzt ja darum, zyklisch die Kohlenhydrate mit einzubinden in diese bereits beschriebenen Prozesse. Genau das macht flexi Carb eben so großartig einzigartig. Denn es soll um Zyklen gehen in dem man mal mehr und mal weniger Kohlenhydrate zu sich nimmt. Während die metabolischen Prozesse bereits einreguliert wurden. Genau das ist ein ganz anderer Stoffwechsel Punkt im Leben. Also ein Sichtpunkt aus einer anderen Perspektive wie man sich beide Ernährungsformen Paleo und flexi Carb zu nutzen macht.Gerade da man sich jetzt hart erabeitet hat, auf absolut nichts mehr verzichten zu müssen. Was also am Anfang völlig undenkbar war wenn man mit Paleo begonnen hat ist jetzt das genaue Gegenteil. Nur eben bewusst und mit Konzept.

Die verdienten extra Kohlenhydrate werden jetzt unter einen ganz anderen Aspekt zu sich genommen und man bewegt sich immer noch auf dem Level das Reserven zur Verfügung stehen und man nicht auf Kohlenhydrate angewiesen ist. Exakt dadurch bleibt der Prozess erhalten, der Einregulierung und der metabolischen Prozesse. Es kann nun viel einfacher angepasst werden mit einfachen Kohlenhydratgaben was vorher so nicht möglich war. Wie schaut das jetzt im wesentlichen aus? Komplexe Kohlenhydrate werden zu Beginn in kleinen Mengen zu sich genommen und angepasst nach körperlicher Belastung und Bewegung. Das Gemüse bleibt immer die Grundlage. Sowie Eiweiß und gesunde Fette. Also ist ein Zyklus für einen Sportler nützlich, der sich flexi Carb zu nutzen machen möchte. So kann dann aus dem anfänglichen Ernährungsprinzip ein Sport Ernährungsprinzip werden. Denn was klar ist, Kohlenhydrate sind das Benzin für den Tank.

Die Fette verbrennen in der Flamme der Kohlenhydrate. Damit ist gemeint, dass eine effektive Fettverbrennung auch eine gewisse Menge an Kohlenhydraten voraussetzt. Theoretisch verfügt unser Körper über ausreichend Fettreserven zur Energiegewinnung, dabei benötigt man aber zum einen Kohlenydrate und zum anderen darf man nicht zu schnell oder zu langsam unterwegs sein. Beim einen wird es zu verbrennend und beim anderen wird man schnell träge. Genau hier ist eben der Zyklus mit Kohlenhydraten so interessant. Da man auch hier sich einpendeln kann mit seinem Energiemanagement das jetzt erweitert wird mit mehr Kohlenhydraten. Jetzt kommt es eben drauf an, wann werden kurzkettige Kohlenhydrate und wann langkettige Kohlenhydrate benötigt. Zu den langekttigen Kohlenhydraten gehören Reis, Vollkornnudeln, Brot, Vollkorngetreide, Kartoffeln. Kurzkettige Kohlenhydrate kommen in Obst, Milchprodukten und Süßwaren vor. Als Sportler leert man während eines anstrengenden Workouts die Kohlenhydrat-Speicher. Somit benötigt man vor allem nach intensiven Trainingseinheiten schnelle Energie, um die geleerten Energiespeicher wieder aufzufüllen. Hierbei spielt auch ein hoher glykämischer Index der Lebensmittel eine wichtige Rolle. Daher sind kurzkettige Kohlenhydrate ideal, um schnell wieder aufzuladen. Glucose beziehungsweise Dextrose sind hier ideal. Gerade da sie leicht verdaulich sind, einfach verfügbar und schnelle Energie nach dem Training spenden.

Wenn nun Muskeln aufgebaut werden sollen ist es wichtig das immer genug Benzin im Tank ist, während es um Kalorienüberschuss geht. Deshalb wird eben klar das es ein Zyklus ist. Viele kennen es unter dem Begriff Massephase. Also steht im Vordergrund Gewichtszunahme zu erreichen. Jemand der sich enorm schwer tut Gewicht aufzubauen, ist mit so einem Zyklus gut bedient aber auch jemand bei dem es darum geht Muskeln zu halten und definierter zu werden. Hier kommt das Kaloriendefizit in Frage. Hier muss ein Kohlenhydrat Zyklus noch ausgeklügelter sein. Denn man spricht ja immer noch von Sporternährung. Es geht also um Kalorien einsparen. Also weniger zu sich nehmen als was der Körper benötigt.

Genau hier kommt das Stoffwecsheltraining einem zu gute. Denn man ist vorbereitet auf so eine Art an Extremsituation. Hier ist unbedingt noch hinzuzufügen das ein gewisser Körperfett Anteil nie überschritten werden sollte und wenn das trotzdem das Ziel ist. Das es wirklich nur kurz ist. Z.b. für ein Cover Shooting oder einen Bühnen Auftritt. Aber niemals für eine gesamte Sommer Periode. Nachteile die daraus entstehen können sind, Magen Darm Beschwerden, gestörter Elektrolyt Haushalt, Schädigung des Nervensystems und ein geschwächtes Immunsystem. Gerade ein geschwächtes Immunsystem und weiter Sport zu treiben ist an diesem Punkt eine extrem gefährliche Kombination. Denn es ist der Weg in die Abwärtsspirale. Das geht schneller als einem in dem Moment bewusst wird. Was dem nach sich zieht ist der Leistungsabfall beim Sport an sich. Hier greifen dann viel zu chemischen Mitteln als Hilfe. Daraus ergeben sich dann Langzeitfolgen, die in dem Moment noch nicht auftreten aber sich bei jedem anders abzeichnen. Was aber viel schlimmer ist, ist die psychische Komponente. Während man sich in einem absoluten Hoch der Belastbarkeit befindet in das man sich gebracht hat, obwohl der Körper eigentlich schon gar nicht mehr kann. Ist die Psyche an dem Punkt das es dann nur noch Berg ab geht. Die Folge ist eine Depression. Daraus resultiert das man Sport bei Seite legt und sich nicht mehr in der Lage sieht physisch oder psychisch etwas zu erreichen. Deshalb ist davon absolut abzuraten.

Gerade deshalb das man ja bereits so gutes Feintuning für seinen Körper hinter sich hat und die Prozesse intern so gut funktionieren wie nie. Das ist schon Leistungssteigerung genug. Deshalb langt es vollkommen mit Nahrungsergänzungen noch das rauszuholen was mit der Nahrung an sich nicht geht. Gerade da die Organe jetzt viel besser arbeiten, werden die Nahrungsergänzungen optimal verstoffwechselt. Während neben der chemischen Variante die Organe geschädigt werden und langfristigen Schaden davon tragen werden. Ein funktionerendes Ernährungkonzept mit einem Nahrungsergänzungsplan langt um langfristig seine Erfolge zu erzielen.

4. Paleo als Lifestyle

4.1 Von Ernährung zum Lifestyle

Lifestyle bedeutet eine Charaktergeprägte Art und Weise das Leben zu gestalten. Das ist natürlich ein riesen Begriff der zu übergoerdnet ist für Paleo und die Art nach Paleo zu leben. Aber wenn Paleo bleiben soll dann ist es ein Lifestyle geworden. Der auch übergreifend in viele andere Lebens Bereiche übergeht. Ziel ist es das diese selbstbestimmt sind und niemals mit einem Zwang durchgeführt werden der das Ganze aus dem Gleichgewicht bringt. Was am Anfang ein bisschen Zwang benötigt ist komplett differenziert zu dem Aspekt - Lifestyle. Denn nur jemand der es bereits lebt kann auch davon sprechen daraus einen Lifestyle werden zu lassen. Das Wort Trend und desseb Bedeutung hat oft großen Einfluss was zu einem Hype führt. Genau so schnell wie das kommt verschwindet dies aber auch wieder. Deshalb ist es nicht klug sich davon leiten zu lassen, es macht Sinn es zu analysieren und einiges davon für sich zu übernehmen.

Aber wenn man jetzt Lifestyle und Paleo zusammenfassend erklärt, trifft Steinzeitfitness im 21. Jahrhundert es ganz genau. Denn die Industrie ist nicht wegzudenken aber auch nicht die naturwissenschaftlichen Gesetze. Das ist leicht zu kombinieren mit Lebensmitteln die nur in der Steinzeit verfügung standen und dessen Bewegung Stil zu diesen Lebensmitteln. Mit dem Verständnis für einen Menschen aus unserer heutigen Zeit ist dies leicht zu kombinieren mit Ökologie, Ethik und Diätetik. Diese Komponenten zusammen bilden dann den Lifestyle über die Ernährungskomponente. Gesunderhaltung, Heilung und geregelte Lebensweise nach eigenen Vorstellungen die aber aus einer geregelten Vorgabe entstehen. So kann ein Lifestyle alltagstauglich, sozialverträglich und mit wirklicher Selbstbestimmung funktionieren.

Es ist äußerst wichtig das einen keiner davon abbringen kann man aber eben sozialverträglich bleibt. Die Lebensqualität ist stark davon geprägt ob man für sich den Lifestyle gefunden hat mit dem man sich identifizieren kann. Wenn andere etwas neues sehen bzw. Etwas was nicht in ihr Leitbild oder in ihre Glaubenssätze kann es schnell vorkommen das es einem ausgeredet werden soll. Deshalb ist es äußerst wichtig sich bereits selbst so sehr damit beschäftigt zu haben das es ein fester Bestandteil des Lebens ist und eben dann zu einem Lifestyle. Es ist immer ein feiner Balanceakt sich nicht von seinen Zielen abbringen zu lassen und sozialverträglich willensstark seine Überzeugung für sich zu behalten. Wenn der Druck der Gruppe einwirkt und die Dynamik einwirkt ist dies nicht selten ein Grund bei dem man alles über den Haufen wirft. Allerdings ist dieser Grund im Schritt danach mit innerlichem Ärger verbunden, da man sich ärgert das man es nicht auch in der Gruppe durchgezogen hat. Wenn man also ankommt als wäre es selbstverständlich so das jeder merkt das dies eben jetzt wohl regelmäßig so sein wird. Merkt jeder der oder die ist davon nicht abzubringen. Exakt das überzeugt und das ist auch wirklich glaubwürdig. Das stößt die Fragen an wie man das geschafft hat oder wie das so ist.

Interessant wird es dann wenn ein Veganer in der Gruppe ist und man ihm schnell zeigt, dass auch paleo vegetarisch möglich ist. Dann trifft man sich in der Mitte, so muss der Veganer nicht Paleo werden und der Paleoaner nicht vegan. Aber beide haben für sich gemerkt es geht das beide Welte da sein können. Ohne das der andere durch etwas vom anderen zu etwas gebracht wird was er nicht möchte. Allein das die Vorstellungskraft geholfen hat den Frieden am Tisch zu belassen. Bringt das beide ihr Essen essen können und das nebeneinander. Hat man mal einen Grillabend dann kommen eben Tofowürstchen neben das Steak und beim Salat ist man sich dann eh einig. Nur her damit.

4.2 Richtlinien mit Selbstliebe

Das ein Lifestyle alltagstauglich, sozialverträglich und mit wirklicher Selbstbestimmung funktioniert geht es nicht ohne strenge Richtlinien. Der gesunde Mittelweg ist hier gefragt. Das Zauberwort dazu ist Selbstliebe. Es ist das zarte Pflänzlein das Wasser benötigt um zu wachsen. Genau dieses Wasser ist sich glücklich zu machen für das was einen innerlich erfüllt. So verhält es sich mit dem Lifestyle der einen glücklich macht. Während jede Regel akkribisch genau eingehalten wird und man auch sehr streng mit sich ist. Kann dies absolut in das andere Extrem ausarten in dem man zu streng zu sich ist. Was daraus resultiert ist Unzufriedenheit da die Verbote immer mehr in den Vordergrund kommen und aus die Blickfeld warum man gerade verzichtet.

Also steht das eigene Warum im Vordergrund und so kann dem Pflänzlein immer mehr Wasser und Licht gegeben werden. Ein Großteil meisten verspürt den Wunsch, glücklich zu sein und hat gleichzeitig keine Ahnung, was einen eigentlich wirklich glücklich macht. Viele leben ihr Leben, wie es von ihnen erwartet wird, haben gewisse eigene Ansprüche und suchen das Glück im Außen: ein schickes Auto, ein guter Job, ein toller Partner, ein spannendes Hobby, eine aufregende Reise, Anerkennung von anderen. Das ist der Kreislauf bei das Pflänzlein eingeht und nicht gedeien kann. Eine Anleitung zum glücklich werden ist niemals im Außen zu suchen, aber extrinsiche Motivation ist ein sehr großer Indikator das es klappt. So sind Richtlinien wie früher aufstehen, zeitliche Muster intuitiver zu gestalten, den Ernährungsplan genau auszuführen etc. Zu kombinieren mit dem inneren glücklich sein das man stolz darauf ist wie konsequent man geblieben ist. Allein das ist schon Belohnung genug. Während es früher Schokolade als Belohnungsfaktor war ist nun das Pflänzlein schon ein großes Stück gewachsen und lässt sich nciht so leicht ausreißen.

Disziplinierung ist so ungefähr das schlimmste wie eine Richtline durchgedrückt wird, die Bestrafung und die Belohnung sind hier schon sehr weit unten anzusiedeln in der Bedürfnispyramide. Hier gleicht es dem Kreislauf, einmal im Kreis drehen und schreien. Man funktioniert gerade so, wenn dazu dann noch mehr Richtlinen kommen ist das Gefühl von Diktatur äußerst schnell präsent. Deshalb ist Feinfühligkeit äußerst wichtig.

Es kann aber auch das Extrem geben das ein Lifestyle so gelebt wird das man schnell komplett die Kontrolle verliert über all die grundlegenden Dinge wie Disziplin. Also das der Spaßfaktor nur noch dominiert, dass ist ein Leben bei dem man glaubt man hat einen Lifestyle. Aber ernst genommen ist das absolut nicht, diese Scheinwelt ist nichts anderes als das man sich nicht wirklich entschieden hat für etwas von dem man überzeugt ist. Dies ist eine enorme Schwerde dies aufrecht zu lassen und geht weit weg von dem Prinzip Richtlinien. Von Selbstliebe sowieso. Selbstliebe ist ein sehr großer und erwachsener Schritt, dies hilft aus dieser Scheinwelt heraus und verinfacht einem den Weg. Den man schon viel zu lange gegangen ist um andere zu beeindrucken oder sich selbst noch was vorzumachen. Das ist natürlich am Anfang unangenehm sich das einzugestehen und so aus sich rauszugehen.

Aber Fakt ist aber hier werden Richtlinien nicht nur besser gelebt werden können, sie sind sogar erwünscht. Da man endlich was hat mit dem man was anfangen kann und sich so einen festen Fahrplan erstellt der kombiniert mit dem was einen glücklich macht in Richtung Ziel geht. Dem inneren Kritiker und dem inneren Schweinehund nachzugeben kann hier mit Richtlinien und Selbstliebe endlich auf den entscheidenden Weg kommen. So das dann die Pflanze fest verwurzelt nicht mehr klein zu kriegen ist. Das Selbstbewusstsein wächst und ist eine weitere Komponente die mithilft bei dem Prozess seinen Lifestyle konsequent im Leben zu haben und auch gleichzeitig genießen zu können. Die Erfolge werden hier außen auch viel sichtbarer wahrgenommen und das erfüllt dann gleichzeitig von außen. Es beginnt also eine

Auwärtsspirale die absolut förderlich ist für stimmiges Selbstbewusstein mit einem stärkeren Körper.

Das hat dann wesentliche Einflüsse darüber wie man auftritt und Situationen bewältigt. So sieht man sich gewachsen größeres im Leben erreichen zu wollen, was früher noch undenkbar war rückt jetzt immer näher. Der Mut kommt zurück und man will es einem selbst zeigen zu was man wirklich in der Lage ist. Dies ist durch gewisse Strenge zu den Richtlinien und der gewachsenen Selbstliebe einer der größten Erfolge die man zusätzlich noch erreichen kann. Während die Ernährung immer den Grundpfeiler als den Lifestyle darstellt. Es ist dann eine großartige zukunftsorienterte Vision, bei der das Selbstvertrauen mithilft das es möglich ist was man schaffen will. Etwas altes hinter sich zu lassen ist gleichzeitig immer ein Kapitel für was neues, so stellt sich die Weiche in die Zukunft das man sich etwas verdient und man davor hart an sich gearbeitet hat. Genauer betrachtet ist das das Ziel von strengen Richtlinen bei so einem Projekt, deshlab ist es immer wichtig zu wissen. Wozu man das Ganze überhaupt macht, nur dann kann man langfristig auch sich für etwas begeistern bei dem man nicht gleich das Ziel sieht. Da dies eben am Anfang standard ist muss immer eine Konstante vorhanden sein bei der man beruhigt sagen ich bin auf dem richtigen Weg.

5. Leistungsfähiger im gesamten Leben

5.1 Im Alltag und Sport

Neben angepasster, regelmäßiger Bewegung und gesunder Ernährung ist eine stabile, ausgeglichene Psyche einer der größten Faktoren, um fit im Alltag zu bleiben und möglichst lange selbstbestimmt leben zu können. Bei jeder Art von Stresssituation werden die Stresshormone Adrenalin und Kortisol ausgeschüttet – dadurch erfährt unser Körper einen Energieschub, der uns hilft, mit der Situation fertig zu werden. Da Körper und Seele eine Einheit bilden, wurde bereits vor Jahrhunderten versucht, den Körper mit mentalen Techniken. Um jetzt im Alltag leistungsfähiger zu werden geht alles über das Mentale. Denn alles ist mental. Eine gesunde Psyche ist nun geprägt von dem mentalen Bewusstsein das sich dann physisch bemerkbar macht. Ist nun der Paleo Effekt eingetreten und das Gehirn eigenständig mit Glucose versorgt ohne Kohlenhydrate von außen hat man ein riesein Benefit. Dieses Benefit ist das man mental beherrscht was physisch vor sich gehen soll.

Daraus erben sich viele Vorteile im gesamten Alltag, die Vitalität ist deutlich spührbar in alltäglichen Situation. Es geht einem rundum gut. Ein gesunder Cholesterin Spiegel ist im Gleichgewicht mit dem Hormonhaushalt. Selbst die Atmung hat daraus ein anderes Level, man kann leichter atmen und hat keinerlei schweren Atmen. Diese Atmun ist natürlich prägend für die Sauerstoffversorgung. Gerade wer oft vergisst zu atmen, für den ist die bewusste Atmung noch wichtiger. Während der Bewegung im Alltag mit bewusster Atmung und diesem Harmonie Gleichgewicht ist maßgeblich entscheidend wie leicht oder wie schwer man sein Körper Vehikel bewegt. Wer Krafttraining betreibt und die richtigen Übungen macht, der wird einen starken Rücken und im gesamten einen starken Rumpf haben. Da ein starker Rumpf beim bewegen extrem wichtig ist, sollte dies enorme Priorität haben. Wenn dann noch Aktionen dazu kommen wie Heben von Getränkekisten oder dergleichen merkt man wie fit man ist beim aufrichten um gleich weiter zum laufen. Oder beim sitzen zum aufstehen. Dies sind kleine Faktoren bei denen man beobachten kann wie der Antrieb und die Rumpfstärke zusammen wirken. Zu einem bewussten Paleo Lifestyle bildet die Komplettierung der Fitness Lifestyle. Wenn das noch nicht ein Ganzes ist, dann fehlt natrülich ein großer Prozent Anteil. Aber sobald dies zusammengefügt ist dann hat die Körperfabrik mehr und mehr für den Alltag die Vorteile das die Maschine optimal läuft.

Wenn man ein Freak geworden ist dann soll die Maschine auf natürliche Weise immer besser laufen, willkommen auf dem Weg zum Urzustand gepaart mit den Vorteilen die in unserem Jahrhundert vorhanden sind. Ist man nun vor dem Frühstück besonders aktiv und hat noch nichts gegessen dann heizt das enorm den Stoffwechsel an und die gespeicherten Reserven kommen ins spiel. Es geht hier wiederum diesen Grundgedanken, dass man nicht zwingend Nahrung benötigt um genau so wenn nicht sogar mehr Energie zu haben. Als nach der Nahrungsaufnahme. Auch hier kommt einem das Stoffwechseltraining wieder zu gute und man hat auf diese Situation eingespeicherte Machanismen an die sich die Zellen erinnen und ATP bereitstellen. Für Schnellkraft die zu bestimmten Belastungszeiten gespeichert wird und dann abgegeben wird. Auch bei Maximalkraft Anstrengungen direkt in der Früh werden durch die Glykogen Reserven genügend Energie vorhanden abgegeben. Dieser Aktivitäten Push direkt zu einer frühren Uhrzeit bringt das man automatisch fokussierter über den gesamten Tag ist. Das ist enorm hilfreich für jemanden der lange braucht um wach zu werden. Dieser Aktivitäten Push ersetzt dann den Kaffee in der Früh. Die Regeneration mit dem Paleo Lifestyle setzt viel schneller ein, da eben die Körpeigenen Speicher so trainiert wurden das sie schnell wieder aufgefüllt werden sollen. Dies führt zu schnellerer Regeneration, dies ist ein sehr großes Benefit. Da es positiv synergetisch miteinwirkt für das Zeitfenster nach dem Training in dem alle Nährstoffe besser verstoffwechselt werden um in eine positive sticksofflage zu kommen. Das führt automatisch dazu das man leichter neue Muskelmasse aufbauen kann. Man kann es sich wie ein Schwamm vorstellen der jetzt alles aufsaugt nur das der Schwamm größer ist. Die anabolen Hormone kommen mehr zur Produktion was auch groß auf die fettreiche Ernährung zurück zuführen ist. Durch den gesunden Cholesterinspiegel kommt mehr Testosteron. Dies ist nicht nur für Männer interessant auch für Frauen. Hat dieser Zustand eingesetzt zieht dies einen Verjüngerungseffekt nach sich was auf die größere Wachstumshormon Ausschüttung zurückzuführen ist. Die gerade in der Früh auf Touren läuft, da der Schlaf in dieser stoffwechsellage viel besser ist benötigt man auch weniger. Trotzdem sollten es 7 bis 8 Stunden mindestens sein. Wenn man auf natürlicheweise früher aufwacht und man sich regeneriert fühlt dann ist das schon Indiz genug. Das man jetzt aufstehen kann.

Automatisch hat man mehr vom Tag und ist produktiver. Das ist ein natürlicher Prozess der daraus entsteht. Es kommt also Tatendrang, was einem nur zu gute kommt wenn man z.B. seine Mahlzeiten vorbereiten möchte für den Tag. Oder das Frühstück jetzt gemacht werden kann. Diese Aktivität miteinzubeziehen stellt die gesamte Weiche für einen produktiven Tag, bei dem am Abend weiß man hat was geschafft. Das bringt am Abend viel mehr den Weg erfüllter einzuschlafen. So das man nicht getreiben ist aber auch nicht träge. Leicht erschöpft ist immer ein guter Indikator das man nicht zu unterfordert war.

5.2 Verjüngung bis ins späte Alter

Das abschließende Kapitel bezieht sich darauf das Ernährung an sich nicht verjüngernd wirkt, auch nicht die Ernährung bei Paleo. Aber der Lifestyle und alle aufgezeigten Benefits und Veränderungen führen zu Verjüngung bis ins späte Alter. Was man aber mit Essen erreichen kann ist Alterung entgegen zu wirken. Sehr wohl beeinflussen man die äußeren Faktoren. Und hier spielen freie Radikale eine zentrale Rolle. Dabei handelt es sich um sehr reaktionsfreudige Atome oder Moleküle, welche die Zellstrukturen der Haut beschädigen und dadurch die Hautalterung beschleunigen. Diese freien Radikale entstehen zum Beispiel bei Luftverschmutzung oder Stress.

Freie Radikale lassen sich aber bekämpfen, und zwar mit Antioxidantien. Das sind Moleküle, die in der Lage sind, die freien Radikale zu neutralisieren – und die glücklicherweise in vielen Lebensmitteln enthalten sind. Dazu zählen vor allem die Vitamine A, C & E. Zusätzlich hilft der Mineralstoff Selen dabei, den Körper vor freien Radikalen zu schützen. Zusätzlich wirk Selen ausleitend. Auch Beta-Carotin aus Obst und Gemüse besitzt eine stark antioxidative Wirkung. Weintrinker werden sich jetzt freuen, da auch im Wein die antoxidative Wirkung hervor kommt. Natürlich soll es in Maßen passieren während man auf genügend Hydration achtet. Fleisch wie Lamm, Kalb, Rind, Truthahn und Ente haben alle einen hohen Anteil von Hyaluronsäure. Dies wirkt unterstützend für die Hautstraffung. Um dies zu verstärken macht Vitamin D Sinn. Da die Sonne unserer Vitamin D Geber ist wird es uns hier frei zur Verfügung gestellt. Aber ergänzen macht Sinn mit mindestens 1000 bis 2000IE. Da Antixodiantien die freien Radikale nicht nur neutralieren sondern auch einfangen wirkt das großartig zusammen mit der Schilddrüse.

Aber der gesamte Paleo Lifestyle ist eine Verjüngerungskur, da die Zellen viel mehr Energie für Regeneration und Erneuerung erhalten. Das alleine hilft schon ab dem Beginn lebensverlängernd zu wirken. Da das Hormongleichgewicht wie im Buch beschrieben sofort durch den gesunden Cholesterinspiegel miteinbezogen wird. Das wirkt wie erklärt begünstigend auf die HGH Ausschüttung, da Wachstumshorm verüngernd wirkt ist es wie ein Jungbrunnen das uns der Körper selbst zur Verfügung stellt. Das Wachstumshormon ist ein Peptidhormon, dass in der Hypophyse im Gehirn gebildet wird. Man nennt es auch „growth hormone“ (GH), „humane growth hormone“ (HGH), somatotropes Hormon oder Somatotropin (STH). Das Hormon ist besonders in Kindheit und Jugend wichtig für das Wachstum und die Differenzierung von Zellen.

In verschiedenen Zyklen durchlebt der Körper mit seinen Zellen eine Erneuerung, hier sterben alte Zellen ab und neue Zellen kommen dazu. Das ist ein völlig normaler Prozess, hat man aber ein stark geschwächtes Immnsystem passiert dies im steigenden Alter allerdings immer schlechter. Dem wirkt der Paleo Lifestyle entgegen. So das diese Prozesse bestmöglich erhalten bleiben. Natürlich kann man das auch begünstigen in dem man immer bewusst auf sich achtet und zu seinen Lebzeiten seinem Körper gutes gibt. Dann gibt der Körper auch gutes zurück. Das wiederum macht sich auch bemerkbar auf die Qualität des Lebens. Auch im späten Alter sollte das unbedingt das Ziel sein so ein Standardmaß an Lebensqualität aufrecht gelassen zu haben. Das ist eigenverantwortliches Handeln was wiederrum eine Perspektive ins Leben bringt bei dem man so fit wie möglich bleibt.

Da oft die Zufriedenheit sinkt im späten Alter kann man hier früh genug präventiv dagegen wirken und schon in frühester Zeit alles geben was möglich ist. So das der Körper und die Gesundheit mit der Psyche eine Einheit bilden, die es einem dankt wenn man älter geworden ist. Gerade das Entscheidungen solange wie möglich selbst getroffen werden können was den eigenen Körper angeht. Selbstbestimmtheit bedeutet, dass ein Mensch eigenständig die für ihn relevanten Entscheidungen treffen kann. Diese Fähigkeit ist sehr wichtig für die innere Zufriedenheit und oft ist es das Letzte, was bleibt.

Eine weitere wichtige Eigenschaft ist eine gewisse Gelassenheit, die das Alter oft mit sich bringt und genau diese Gelassenheit ist die Unbeschewertheit die doch unbedingt im Einklang sein soll mit der physischen Gesundheit. Damit solange wie möglich auch seine Rente genossen werden kann. So das man rückblickend sagen kann, dass Leben hat sich definitv gelohnt und man ist zufrieden jetzt wo man angekommen ist. Diese Reinheit im Zentrum der Seele ist allein schon das Gefühl von jung geblieben sein. Wenn dies solange wie möglich im Alter erhalten bleibt hat man alles richtig gemacht.

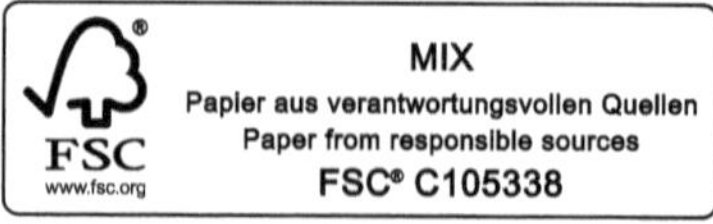

Printed by Books on Demand GmbH, Norderstedt / Germany